牛顿科学馆

Newton Science Museum

奇妙的人类生物世界

席德强◎编著

北京师范大学出版集团
BEIJING NORMAL UNIVERSITY PUBLISHING GROUP
北京师范大学出版社

图书在版编目(CIP)数据

奇妙的人类生物世界/席德强编著.—北京:北京师范大学出版社,2019.11

(牛顿科学馆)

ISBN 978-7-303-25181-0

Ⅰ.①奇… Ⅱ.①席… Ⅲ.①人体—普及读物 Ⅳ.①R32-49

中国版本图书馆CIP数据核字(2019)第228251号

营 销 中 心 电 话 010-57654738 57654736
北师大出版社高等教育与学术著作分社 http://xueda.bnup.com

QIMIAO DE RENLEI SHENGWU SHIJIE

出版发行:北京师范大学出版社 www.bnup.com
北京市西城区新街口外大街12-3号
邮政编码:100088

印　　刷:保定市中画美凯印刷有限公司
经　　销:全国新华书店
开　　本:890 mm×1240 mm 1/32
印　　张:5.25
字　　数:122千字
版　　次:2019年11月第1版
印　　次:2019年11月第1次印刷
定　　价:38.00元

策划编辑:尹卫霞　　责任编辑:张静洁
美术编辑:王齐云　　装帧设计:王齐云
责任校对:康 悦　　责任印制:马 洁

序　言

时光匆匆，我写科普读物的历史一晃已经8年。在写第一本科普书《迷人的生物学》时，我还有些懵懂，不知道应该写些什么，也不知道怎样去写。当时我虽然缺乏经验，却充满热情，努力做到读者不感兴趣的不写，光有知识性没有趣味性的不写，最终创作了这本科普畅销书。

经过几年的积累和沉淀，“奇妙的生物世界”这套书终于面世了。在书中，我通过一个个生动有趣的事例介绍了很多奇特的、珍稀的、有趣的生物，以及各种生物奇妙的生命活动。通过这些既相对独立又有密切联系的事例，我对生物的遗传变异、信息传递、进化适应、利用保护等各方面的知识进行了比较详尽的介绍。

在知识的呈现上，我力求不刻板、不说教，努力用鲜活的现象体现自然之美，用奇特的机理展示生命之妙。此外，结合自己所学的专业知识，我努力做到叙事清楚、概括准确，让科学性、趣味性和思想性完美联姻。

在创作科普作品的过程中，我发现了兴趣对人成长的重要性。例如，让-巴蒂斯特·拉马克和查尔斯·达尔文是现代生物进化理论的奠基人。他们走上生物学研究的道路比较曲折。拉马克先学神学，后学医学。达尔文是先学医学，再学神学。他们对所学的专业不感兴趣，以致在所学专业领域都表现平平，拉马克学医时甚至没有毕业。可贵的是，他们都花费了大量的时间去研究自己感兴趣的生物学。在当时的很多人眼中，他们的做法简直是不务正业。但在今天来看，正是对自己兴趣的坚持，才让他们发现生物进化的规律，成为生物学发展史中令人景仰的大家。

子曰：好之者不如乐之者。一个人对某种学问产生了兴趣，就能沉在其中，乐在其中，成在其中。希望阅读这套书的读者能了解一些常用的生物学知识，从此对生物学产生浓厚的兴趣，长期坚持下去，将兴趣上升为热爱，将热爱转化为知识，将知识演化成幸福。

席德强

2018 年 12 月

前　言

在茫茫的宇宙中，还有没有像地球这样孕育着无数生命的星球？如果有这样的星球，上面有没有类似于人类这样的智慧生物？从人类有能力探索外太空的那一刻开始，寻找地外生命的活动就一直进行着。可是，到目前为止，在人类已经观测研究过的其他星球上，还没有发现生命的迹象，更没有发现人类这样的智慧生物。这些研究让我们更清醒地认识到保护地球的重要性，也让我们更加珍爱生命。从我们自身来看，人类代表着地球生命进化的最高水平，我们每一个人又和其他人不完全相同——我们都是独一无二的。所以，我们要爱惜自己的身体，让它健健康康地为自己服务一辈子。

在人的一生中，身体要为我们做很多事情：吃饭穿衣、行走坐卧、工作学习……

如果保养得当，人体上的每一个部件都可以终生使用，为我们服务一辈子。如果需要的话，人的脚一天可以走50千米。即使我们没有特意走路，脚每天也要走上一两千步。这样的使用频率，这样大的强度，脚却不会损坏，更不会像使用频繁的椅子腿一样掉下来！

不知你注意过没有，除了睡觉的时间以外，我们的双手几乎在不停地活动，一生当中手指需要屈伸至少2 500万次。即便是这么频繁的使用，人的手指既不需要更换零件，也不需要添加润滑油。当前最先进的机械手也做不到这一点。

我们的心脏按每分钟跳动75次计算，在70年里总共跳动了27亿次以上，经心脏泵出的血液可达2亿升！这些血液累加起来可以装满2 000辆载重100吨的卡车。做了这么多功，心脏既不用额外休息，也不会疲劳，这是多么神奇的事情啊！

人的眼睛比当前最先进的摄像机还要高级。它的体积很小，观察范围却很广，能自动调焦，成像异常清晰，而且看到的图像全都是高清图像！人的大脑是最先进的计算机硬盘。它每天可以接受34吉的信息量，这些信息相当于10万个英文单词，15天的信息量就可以存满一台容量为500吉的计算机的整个硬盘。那么，大脑里可以储存多少信息呢？它可以记住很多知识以及我们看到、听到的很多事情。当一个人从我们面前走过时，我们只需瞄上一眼，通常不用思考就知道他是不是认识的人，甚至能确认他是谁。其实，人与人之间相貌的差别不显著，而且这些差别体现在众多方面，如眼睛的大小、鼻子的形状、嘴的轮廓等，人脑几乎不用思索就能轻易地比较这么多的差别。

人体还是一台高效能的机器。在细胞里，葡萄糖被氧化分解之后，有近一半的能量用于生命活动。现在最节能的机器，能量利用率也只有30%左右，还不能达到人体的能量利用率。一个体重60千克的装卸工，每天摄入500克大米做成的米饭，再加上一些蔬菜和水，就可以劳动一整天。在这一天里，他摄取的能量除了用于自身的生命活动之外，还可以装卸60吨的货物。如果换成一台机器来做相同的工作，燃烧的汽油所含的能量远远超过人体消耗的能量。

目　录

第一章　构成人体的细胞

一、形形色色的细胞

你知道吗？成年老鼠体重 200～300 克，成年亚洲象体重 3～5 吨。它们的体形差距这么大，是由于细胞大小不同还是细胞数目不同？一般来说，不同动物的同种组织细胞大小都差不多，所以老鼠与大象的差别主要是由细胞数目不同造成的。

人类是地球生命出现 30 多亿年以来最杰出的代表，人体是世界上最复杂的生命体。构成人体的细胞有 40 万亿～60 万亿个。这些细胞当中的任何一个都比当今世界上最先进的计算机复杂。人体最粗大的神经是坐骨神经（图 1-1），构成它的细胞有 1 米多长。最短的细胞是精子（图 1-2），只有大约 60 微米（1 米等于 10^6 微米）。从细胞的直径来看，人体最大的细胞是卵细胞，直径为 0.2～0.5 毫米，几乎可以用肉眼观察到。人体直径最小的细胞是小淋巴细胞（图 1-3），直径只有 5 微米。要清楚观察人体的各种细胞，必须借助高倍显微镜。

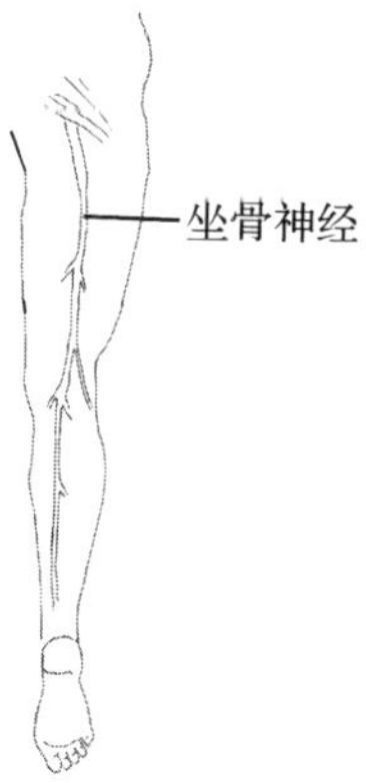

图 **1-1**　坐骨神经

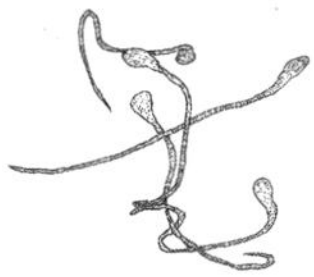
图 **1-2**　精子

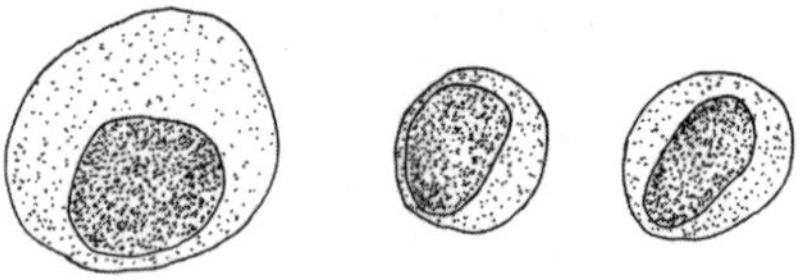

图 **1-3** 淋巴细胞

不同细胞的功能不同。上皮细胞负责保护，肌肉细胞负责运动，红细胞负责运输氧气，骨细胞负责支撑人体，神经细胞负责传导信号。每一个细胞都是一个复杂的工厂，里面每时每刻都有成千上万的化学反应在有条不紊地进行。每一个细胞都能通过细胞质膜与细胞外液进行物质交换。它们从细胞外液中摄取营养物质和氧气，同时将二氧化碳等代谢废物排泄到细胞外液中去。这些细胞既有各自的生命活动，又通过密切的联系成为统一的整体。细胞和细胞间质构成了组织，人体有上皮、结缔、肌肉、神经四大组织。由不同组织组合形成皮肤、胃、肠、肝、肺、脑、眼、耳、鼻、舌等器官，再由这些器官构成运动、消化、呼吸、循环、泌尿、内分泌、神经、生殖八大系统。

二、细胞的种类

你知道吗？人体是最复杂的生命体。构成人体的细胞总共有600多种，各个器官都是由各种细胞构成的。根据形态、结构和功能上的差别，细胞可分为众多的类型。

构成人体的细胞种类很多。上皮细胞位于人体皮肤和腔道的表层，多种多样(图 1-4)。根据形状，上皮细胞可以分为扁平上皮细胞、立方上皮细胞、柱状上皮细胞；根据层数，上皮细胞可以分为单层上皮细胞、复层上皮细胞。上皮细胞彼此相连，构成了保护人体的膜片——上皮组织。上皮组织分被覆上皮(通常所说的上皮就是指被覆上皮，上述上皮细胞分类为被覆上皮细胞分类)，感觉上皮和腺上皮三类。被覆上皮分布最为广泛，它是人体抵御外界环境中的病原体入侵的第一道屏障，可以保护人体不受机械损伤。上皮组织中没有血管和神经，如果硬物在我们身体表面划了一道印，没有出血，那说明只伤到了上皮组织。

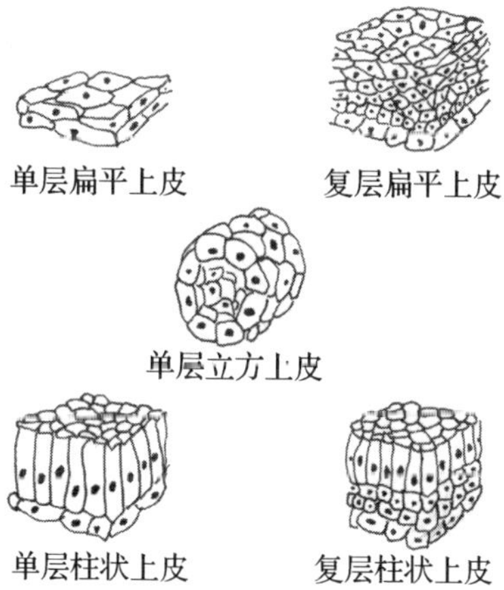

图 **1-4**　几种上皮细胞

肌肉细胞又叫肌纤维(图 1-5)，呈梭形，与细胞间的物质构成了肌肉组织，可以通过收缩和舒张让人体进行呼吸、运动、进食等各种活动。

在人体的皮下、大网膜和肠系膜等处，还有专门储存脂肪的脂肪细胞(图 1-6)。储存在这种细胞里的脂肪可以起到保温、缓冲、储能等作用。

神经细胞(图 1-7)有很多突起，它们彼此相连形成庞大的神经网络——神经系统。通过神经细胞，人体可以感受身体内外的变化，做出适应性反应。通过神经细胞的活动，人体还能产生感觉、意识和思维，让人体能主动适应环境。

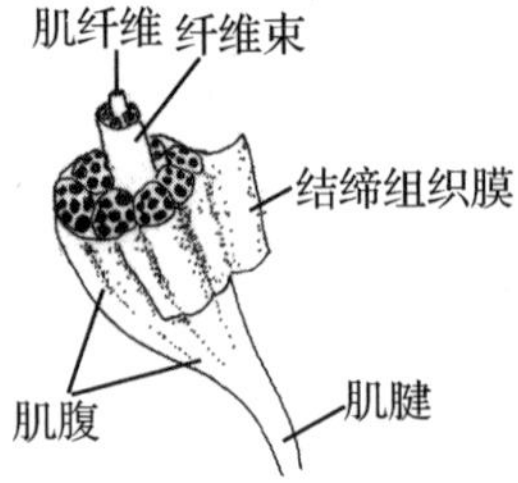

图 **1-5** 肌纤维构成肌肉

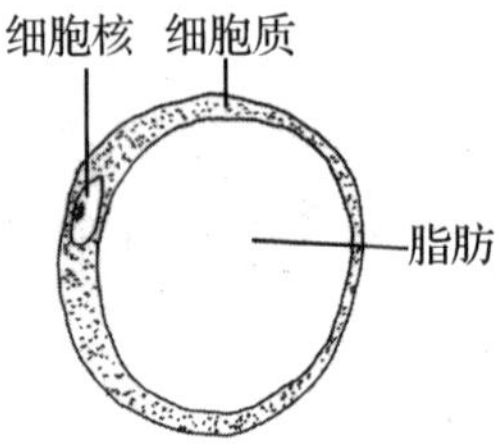

图 **1-6** 脂肪细胞

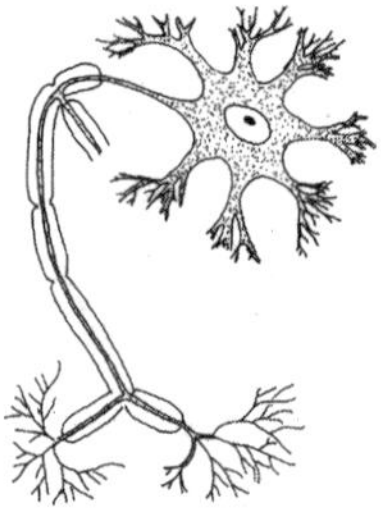

图 **1-7** 神经细胞

细胞和细胞间质可构成结缔组织。细胞分散在细胞间质内，如巨噬细胞、成纤维细胞、浆细胞、肥大细胞、脂肪细胞等，在人体中起到支持、连接、营养和保护的作用。

三、细胞的更新

你知道吗？我们常用的家具和电器都有一定的使用寿命，时间久了就会老化、损坏。构成人体的细胞是不是也会老化呢？人的细胞能使用多久？

人体内的很多细胞都是不断更新的。

人体小肠绒毛上皮细胞(图 1-8)的寿命最短，只有 1～2 天。人的红细胞(图 1-9)平均寿命约为 120 天。在这 120 天里，它在人体内行走了大约 1 609 千米。红细胞很小，直径只有 7 微米。成年男性每毫升血液里有 450 万～550 万个红细胞，成年女性每毫升血液里有 350 万～450 万个红细胞。成熟红细胞内没有线粒体、高尔基体等细胞器，而是充满了运输氧气的血红蛋白。血红蛋白因含有铁元素而显红色，红细胞因含血红蛋白而显红色，人血液因含有很多红细胞而显红色。在人的一生当中，骨髓制造的红细胞约有 500 千克。

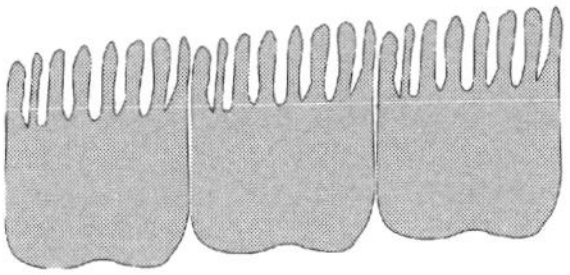

图 **1-8**　小肠绒毛上皮细胞

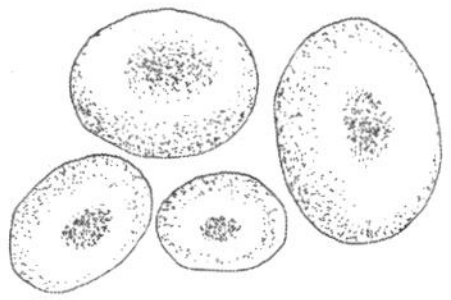

图 **1-9**　红细胞

人的皮肤表面也在不断更新，人的表皮每 28 天就可以更新一遍。我们在穿、脱衣服的时候会蹭下来很多表皮细胞，我们的头上、身上每天都会不停地掉下来一些皮屑，这也是被替换下来的死亡的表皮细胞。据统计，一个人一生掉下来的皮屑差不多有 227 千克。

人有大约 10 万根头发。每天都有大约 100 根头发掉落，也有相同数量的头发再生。人的头发也在不断生长，每个月可以长长大约 1 厘米，男性一生中剃掉的头发接近 10 米长。

人的肝脏再生能力很强，即使被切除三分之二，仍然可以恢复如初。

人体还有很多细胞是终生使用的，如神经细胞、心肌细胞，这些细胞正常情况下不会更新。但在人体受到外伤或做手术后，这些细胞也可以再生出来。我们能感觉到正在愈合的伤口发痒，就是神经末梢在生长的缘故。

四、细胞之间的合作

你知道吗？一次普普通通的感冒，对人体来说就仿佛一场飓风，会打乱人体各器官、系统中各种各样细胞原有的生活秩序。人体感冒后，经过各个器官、系统细胞的通力合作，大约一周才能恢复正常。皮肤上一个不大的伤口，为各种病原体打开了一扇门，它们蜂拥而入，各色各样的“抢险队”要马上调动起来，杀灭病原体，堵住漏洞，人体才能恢复正常。

我们的身体，是世界上最复杂、精密的机器，每时每刻都在有条不紊地运转着；我们的身体，就像一个小宇宙，看似杂乱无章却又严密有序地运转着，星球不断地毁灭、诞生，细胞也不断死亡、新生。

我们眨一下眼睛，打一个喷嚏，挠一次痒痒，都需要无数细胞相互配合，共同完成。

人体的各种上皮细胞和黏膜，构成了保护人体的第一道屏障。当你不小心把皮肤擦破了一个小小的伤口，流了一点儿血时，你可能毫不在意，但对你的身体来说这就是一件需要马上解决的大事。微小的擦伤就像地球遭受了一次核爆，使人体这个庞大的系统出现了漏洞。此时，潜伏在伤口周围的破伤风杆菌、金黄色葡萄球菌等众多的病原体就会从伤口乘虚而入。它们来到血液里，破坏红细胞；它们来到组织中，侵入组织细胞内部，让组织细胞死亡；它们借助人体内丰富的营养和适宜的条件大肆繁殖。面对气势汹汹的来犯之敌，吞噬细胞第一个挺身而出，伸出长长的伪足将病原体“搂在怀中，吞进肚子”，再将它们分解掉。那些被病原体侵害得奄奄一息的人体细胞，吞噬细胞也能识别出来，毫不留情地将它们吞噬分解掉。这样一来，人体的各种健康组织细胞包括红细胞都死里逃生，得到了有效保护。随着吞噬细胞奋不顾身地战斗，侵入人体的病原体被消灭了，人体又一次战胜来犯之敌而化险为夷。

与吞噬细胞共同战斗的还有一种微不足道的小细胞——血小板。血小板的直径只有 2～4 微米，是最小的体细胞。当人体出现伤口时，血小板分泌凝血因子，令血液凝集，堵在伤口上，防止人体失血过多，也阻止了病原体的侵入。

接下来，人体还要进行缓慢而细致的修复工作。在擦伤之前，皮肤中只有表皮的生发层细胞有分裂能力，可以不断产生新细胞，弥补脱落的角质层。擦伤以后，伤口周围的血管、神经、肌肉等细胞都迅速恢复了分裂能力，不断产生新细胞，夜以继日地抢修被破坏的组织。它们先在伤口上迅速覆盖上一层保护性结构(后来结痂、脱落)，再进行内部的精细修复，直到完好如初。

剧烈运动时，人体产生大量的热量，会通过出汗散热。如果此时你为了凉快洗了冷水澡或冲进冷气十足的空调房，难免引发感冒。这是由于环境温度的剧烈变化导致人体免疫力降低，流感病毒乘虚而入。对你来说只是一次小小的感冒，对人体来说就是一场巨大的骚乱。侵入的流感病毒进入各种组织细胞，利用细胞里的营养物质、能量增殖繁衍。这种增殖是爆炸性的，一个被侵染细胞里可以增殖出成百上千的病毒，每个病毒再侵染新的细胞，又增殖出成百上千的病毒。最快只需一两小时，你就感到浑身无力，进入发病期了。

其实，在病毒侵入人体的那一刻，四处巡逻的吞噬细胞就发现了它们的踪迹。吞噬细胞挥舞着伪足，用庞大的身躯将病毒以及被病毒侵染的细胞吞噬分解掉。但是，人体太适于病毒的增殖了，迅速增殖的病毒让吞噬细胞忙不过来。此时，它就向T淋巴细胞发出了求救信号，并告知T淋巴细胞病毒的特征。T淋巴细胞接到报告后马上行动起来，释放出一种告警信号——淋巴因子。接到告警信号的免疫细胞——T淋巴细胞和吞噬细胞战斗力会增强，对病毒的杀灭能力大大提高。同时，T淋巴细胞会增殖分化成许许多多的效应T细胞。这种细胞能识别被病毒感染的人体细胞，将它们分解，使病毒失去繁殖、藏身的场所。此外，T淋巴细胞还会把病毒的抗原特征报告给B淋巴细胞。B淋巴细胞会根据病毒的特征，特异性地分化成许许多多浆细胞。浆细胞能分泌对付病毒的抗体。抗体分布在体液当中，与游走的病毒结合，干扰它们的移动和侵染活动，使病毒的活性大大降低。这样，T淋巴细胞将病毒从细胞内驱赶出来，抗体扑上去结合病毒，再由吞噬细胞吞噬分解。病毒很快被肃清，人体这个庞大的系统得以恢复正常。

在这个过程中，不仅仅是免疫系统在工作，人体其他的系统也纷纷行动起来，竭尽所能帮助免疫系统消灭病毒。例如，呼吸系统会通过咳嗽、打喷嚏的方式将积聚在呼吸道黏膜上的病毒排出体外；人体会产生大量热量让体温升高，通过发烧的方式使体温变得不适于病毒增殖；产生渴觉而大量喝水，让人体有充足的水分以加强代谢抵抗病毒；等等。

B淋巴细胞还能产生一种记忆细胞，如果下次再被相同的病毒侵入，记忆细胞就会迅速增殖，并分泌大量抗体，将病毒迅速消灭。

通过这些例子我们不难看出，人体是一个既复杂又精妙的系统。构成人体的每一个细胞都在各司其职，每时每刻都在为我们的健康努力工作着。我们要注意保护自己的健康，少给它们添麻烦为好。

第二章　构成人体的系统

人体有四大组织，由不同组织结合形成器官，再由器官构成系统。每一个系统都有复杂的结构和特定的功能。下面我们就对各个系统进行简单的介绍。

一、人体的运动中心——运动系统

人体的支架——骨骼

你知道吗？我们要盖楼房，就需要用钢筋混凝土制作框架，这就是楼房的骨架。我们要制作一樽泥塑，就要先用竹枝或木条等做好骨架，然后在外面敷上一层层的泥巴。骨骼就是动物和人体的支架。虾、蟹和昆虫具有几丁质（一种多糖）构成的外骨骼，高等动物和人具有由有机物和钙质构成的内骨骼。

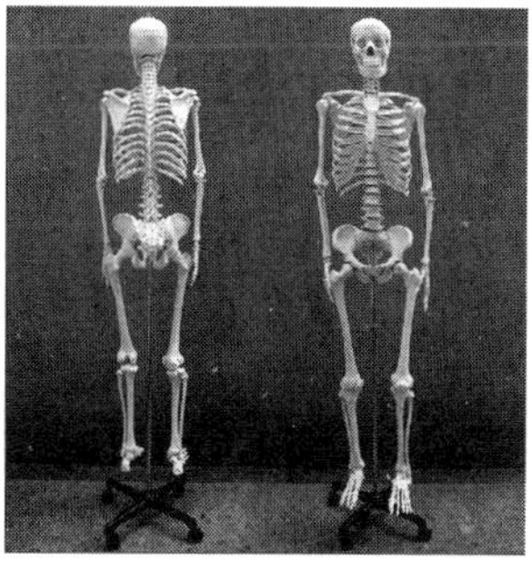

图 **2-1**　人体骨骼

骨骼（图 2-1）是构成人体的支架，可以保护人体的内脏器官。骨骼还可以为肌肉提供架构和附着处，作为运动的支架。此外，骨骼内的红骨髓还有造血功能。刚出生的婴儿骨骼的质量大约只有体重的 1/7，成年人骨骼的质量约为体重的 1/5。刚出生的婴儿体内有 305 块骨，成年人体内有 206 块骨。这是由于婴儿的有些骨在生长发育的过程中会愈合成 1 块。例如，初生婴儿的尾骨为 4～5 块，而成年人的则愈合为 1 块。婴儿的囟门没有愈合，所以头骨的数量也比成年人多。成年人的 206 块骨头包括：颅骨 29 块，其中脑颅骨 8 块、面颅骨 15 块、听小骨 6 块；躯干骨 51 块，其中颈椎 7 块、胸椎 12 块、腰椎 5 块、骶骨 1 块、尾骨 1 块、胸骨 1 块、肋骨 24 块；上肢骨 64 块，其中手臂骨 10 块、手骨 54 块；下肢骨 62 块，其中髋骨 2 块、腿部骨 8 块、足部骨 52 块。这些骨中，最长的是股骨(大腿骨)，它通常占人体高度的 27％左右，有记录的最长股骨为 75.9 厘米。而耳朵里的镫骨是人体内最小的骨，它只有 0.25～0.43 厘米长。

人的脊柱(图 2-2)位于身体背面，由颈椎、胸椎、腰椎、骶骨和尾骨构成。脊柱是人体躯干的支架，它上承头颅，下连四肢，位于人体的中心。由于相邻的脊椎骨之间有质地较软的椎间盘连接，脊柱既可以支撑躯体，又能向前后左右弯曲做多种方向的运动，其中腰部的活动范围最大。这种结构对于人体的运动有极其重要的作用。

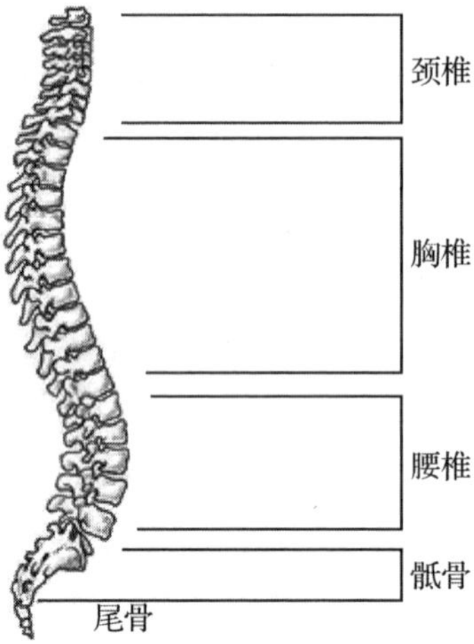

图 **2-2** 脊柱

在动物界，多数陆生哺乳动物都是用四肢走路，它们的脊柱分为颈椎、胸椎、腰椎、荐椎和尾椎五部分，整个脊柱只在腰部有明显的弯曲。脊椎骨之间有坚韧而富有弹性的椎间盘，可以缓冲运动对脑和内脏的震动。不同动物由于生活习性不同，运动方式千差万别，它们的脊柱结构也各不相同。例如，猎豹、老虎等猫科动物的脊柱特别灵活，脊柱能够大幅度伸缩而完成灵活多变的捕食动作。

人类的脊柱和其他哺乳动物相比更加复杂。它有四个生理弯曲，即颈曲、胸曲、腰曲、骶曲，这是与人类直立行走相适应的特征。由于四个生理弯曲的存在，人体的胸腔和盆腔容积增大，使人体内脏器官的位置与其他哺乳动物内脏器官的位置不同，这种不同使人体有利于保持直立姿态。这些生理弯曲还起到像弹簧那样的减震作用，可以减少行走跳跃对脑的冲击和震荡。

我们的每一只脚都有 26 块骨头、19 块肌肉和 107 条韧带，它们错综复杂地连接在一起。当我们的身体出现轻微的倾斜的时候，足部的肌肉、韧带会马上纠正，使人体保持平衡。在脚底板和脚趾下面有一层厚厚的筋膜作为骨垫，对脚部组织起着支持、缓冲、加固的作用。所以，虽然人只有两条腿，却能站得直、站得稳，这是因为人体是一个非常复杂的系统，能保持身体的协调与平衡。当然，人的站立平衡能力不是先天就具备的。幼儿刚开始学习走路时总是跌跌撞撞的，2 岁多的孩子才能比较平稳地走路，20 岁的青年站立平衡能力最好，过了 50 岁人的站立平衡能力开始衰退，老年人会因腿脚不灵便而跌跤。

经常进行体育锻炼可以加速血液循环，促进全身的新陈代谢。经常锻炼也可以促进骨骼的生长发育，加速骨的钙化，促进韧带的发育，使骨更加结实粗壮，关节更加牢固。因此，经常锻炼的同学在身高、体重、胸围等方面会超过缺乏锻炼的同龄孩子。小儿缺钙会因为骨骼发育异常患上佝偻病或膝内翻、膝外翻（图 2-3）。

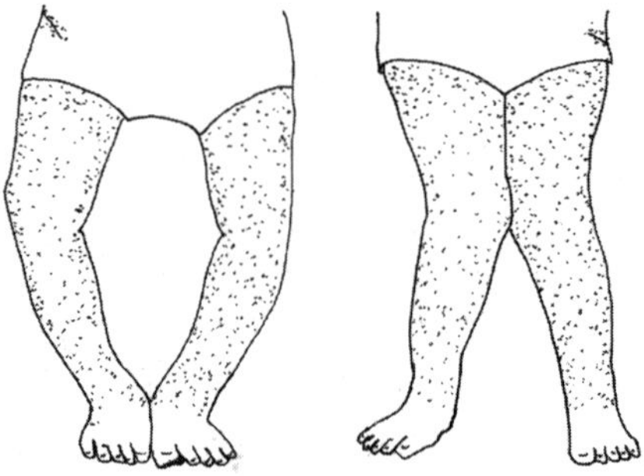

图 **2-3** 膝内翻、膝外翻

人体的引擎——肌肉

你知道吗？人是表情最复杂的动物，是因为人的面部有众多的表情肌。我们皱一下眉头，就需要 42 块肌肉参与；我们咧嘴一笑，就需要口轮匝肌、咬肌、颊肌、眼轮匝肌等众多的肌肉参与。长颈鹿的面部表情呆板而僵硬，是由于它的表情肌很少。

骨骼是人体的支架，肌肉是人体运动和生活的保障。人体不同部位的骨骼形状和大小不同，附着在它上面的肌肉也不同。同一块骨骼，要完成不同的动作，就需要不同的肌肉去支配，所以肌肉的数量远大于骨骼的数量。人体含有 639 块肌肉，这些肌肉由几十亿条肌纤维构成。肌肉纵横交错，使人体能完成各种精细复杂的动作。如果这些肌肉同时向同一方向收缩，可以产生 25 万牛顿的力量，相当于一台中型起重机。当然，实际上这些肌肉是不可能同时收缩的。我们每做出一个动作都是有的肌肉收缩，有的肌肉舒张。例如，在缩手反射中，肱二头肌收缩，肱三头肌舒张。有些看似简单的动作，其实需要多种肌肉参与。例如，微笑需要 17 块肌肉参与，皱眉需要 42 块肌肉参与。

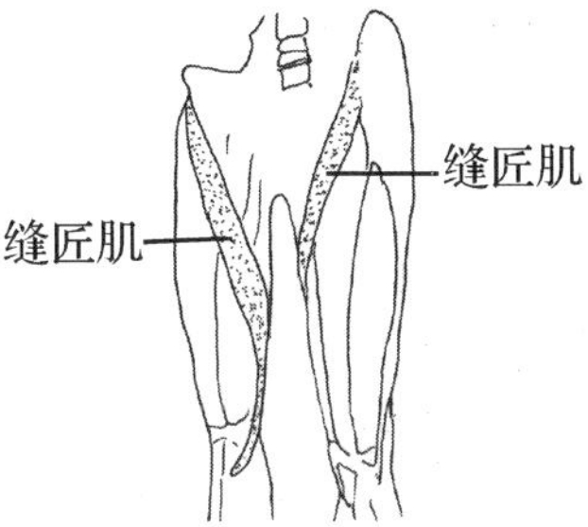

图 **2-4**　缝匠肌

不同肌肉的形状结构各不相同。缝匠肌(图 2-4)长约 60 厘米，是人体最长的肌肉，它的功能是使腿部弯曲。最短的肌肉只有 1 毫米。人体最结实的肌肉在舌头里。舌头里面共有 4 块肌肉，它们相互配合使舌头翻滚卷曲，伸缩自如。人体最有力量的肌肉是咀嚼肌，人每天都要咀嚼食物，咀嚼肌变得非常有力，有的人能轻易地咬开核桃等坚硬的东西，一些杂技演员还能用嘴叼起一些重物，也是因为他们有发达的咀嚼肌。还有一块比较有力量的肌肉是臀大肌，它在人行走、运动时起着重要的作用。人体最耐久的肌肉是心肌。成年人每分钟心跳约 75 次，到 75 岁时心脏已经跳动了大约 29 亿次，每个人的心脏都要一直跳动到生命的最后一刻。

有的肌肉附着在骨骼上，有横纹，收缩力量大，收缩迅速而短暂，被称为骨骼肌。在血管、气管、胃肠壁内，存在一种没有横纹的肌肉，收缩力量小，收缩缓慢而持久，被称为平滑肌。骨骼肌和骨骼构成了人体的运动系统。根据骨骼肌的外形可以将其分为长肌、短肌、阔肌、轮匝肌，根据作用可以将其分为屈肌、伸肌、内收肌、外展肌、旋内肌、旋外肌等。

肌肉的收缩和舒张主要受神经系统的支配。例如，在 100 米赛跑的时候，发令枪的响声引起耳朵里的鼓膜震动，这种震动通过听小骨放大之后传到耳蜗，在耳蜗里转变成神经信号传到大脑皮层产生听觉。大脑皮层里的躯体运动中枢发出指令，让人快速奔跑。运动场外的加油声转变为神经信号传到大脑皮层之后，大脑还可以通过下丘脑作用于甲状腺、肾上腺等内分泌腺，让它们分泌相关激素，促进骨骼肌的新陈代谢，提高能量供给，让人跑得更快。

在寒冷情况下，甲状腺激素和肾上腺素分泌增加，骨骼肌会发生不自主的“战栗”，产热会成倍增加。当遇到紧急情况时，交感神经兴奋，肾上腺素分泌增加，人体处于应急状态，这时人体往往会产生不同于平时的大力气和快速反应能力，这就是人体的应急机制。

经常参加体育锻炼可以使肌纤维变粗，使身体变得结实有力。在长时间劳动或锻炼之后，肌肉的工作能力会逐渐减弱甚至停顿，这就是疲劳。合理休息可以消除疲劳，恢复肌肉的工作能力。所以，我们在劳动和锻炼的时候要注意劳逸结合。

人体的缓冲结构

你知道吗？我们每个人都有跌跤的经历。设想一下，如果人体像玻璃一样易碎，跌一次跤会是什么样？如果人体像铁一样坚硬，跌跤是不是也会造成一些凹坑？其实，人体既有一定的强度不会轻易摔坏，也有一定的缓冲能力来防止摔伤。

人体中的缓冲结构都有哪些呢？其实，人体从内到外都有缓冲结构来防止运动或跌跤造成的伤害。

人的骨骼坚硬而又有一定的弹性，不易碎裂，可以在运动时起到一定的缓冲作用。支配骨骼进行运动的是肌肉，肌肉通过肌腱附着在骨骼上，肌肉可以缓冲甚至消除运动给身体带来的冲击。

如果人真的跌倒了，也不容易受伤。因为人体的皮肤下面均匀地铺着一层脂肪，内脏器官周围也包被着脂肪，这些脂肪有缓冲和减压的作用，可以将跌跤带来的冲击分散消除。

此外，人的脊柱有生理弯曲，脊椎之间有起缓冲作用的椎间盘(图 2-5)，人的各个关节之间有关节囊，关节囊里面有润滑液，这些结构也有很好的缓冲作用，可以大大减轻剧烈运动给人体带来的冲击。

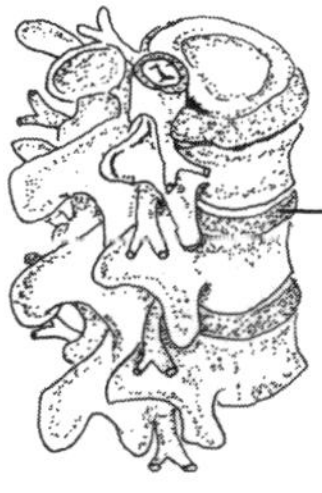

图 **2-5** 椎间盘

所以总的来看，人体就像一个富有弹性的弹簧，当遇到外在破坏力时能够及时调整身体结构，做出适当的变化，使人体少受或不受外力的伤害。当然，我们应该知道，再好的缓冲机制也是有局限的。所以我们在运动玩耍的时候要注意安全，避免人体受到不必要的伤害。

左利手是怎么回事?

你知道吗? 在提重物的时候，多数人习惯使用右手，而左手的使用机会较少。在用肩膀挑担子的时候，多数人的右肩更有耐力，稳定性更强。这些人就是惯用右手的人。还有少数人惯用左手，他们觉得左手更方便、更灵活。

人类存在惯用左手(左利手)或惯用右手(右利手)的现象(图 2-6)。在人群中左利手只占少数，中国人当中左利手只有 2%左右。这是为什么呢?

有科学家提出了关于人群中为什么左利手较少的假说。该假说认为，人类的祖先左利手和右利手本来数量差不多，只是左利手对一些有毒的食物耐受力较差，在长期的自然选择过程中逐渐被淘汰了。美国科学家彼得·欧文通过实验证实了这个假说。他让志愿者服用了相同的药物，发现左利手的大脑反应更加强烈，有的受试者甚至出现了学习功能紊乱的现象。还有统计数据表明，右利手的平均寿命比左利手长，这也反映了右利手更能适应环境。不过有人指出，欧文只选了 88 名志愿者，其中 12 名是左利手。由于实验样本太少，他的结论还不能令人信服。

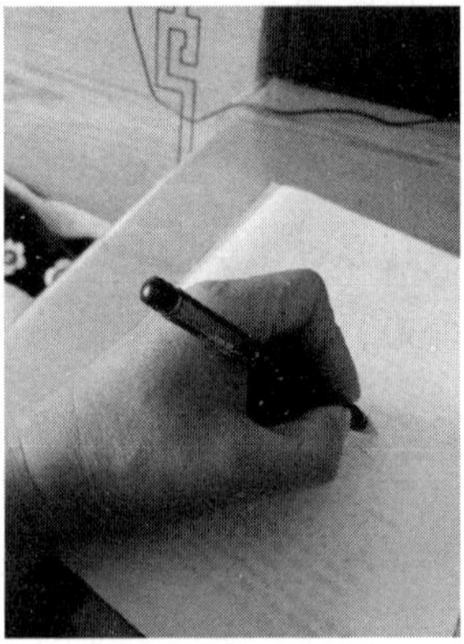

图 **2-6** 惯用左手

我们在生活中经常发现左利手有很突出的优点。例如，我们发现很多左利手在运动和某些技术上更有优势，很多优秀的乒乓球、羽毛球、击剑运动员是左利手。这些事实说明左利手在某些方面更胜一筹。

现代解剖学研究表明，大脑右半球长于感知空间和知觉。大脑右半球指挥右利手，需要走大脑右半球→大脑左半球→右手。而对于左利手来说，走的是大脑右半球→左手。由于神经传导的路径短，左利手的反应更敏捷。对右利手运动员来说，他们的对手多数也是右利手，他们常常因为不习惯左利手的打法而吃亏，这也是左利手容易胜出的原因之一。

但是，就目前的研究结果来看，左利手和右利手哪一种更优秀并没有结论，针对左利手还需要我们进一步探索。

重要的大拇指

你知道吗？人的五根手指哪根最重要？当你要把图钉按进墙壁里的时候，你会使用哪根手指？当你弯腰捡起地面上的一件小东西时，哪根手指是必不可少的？

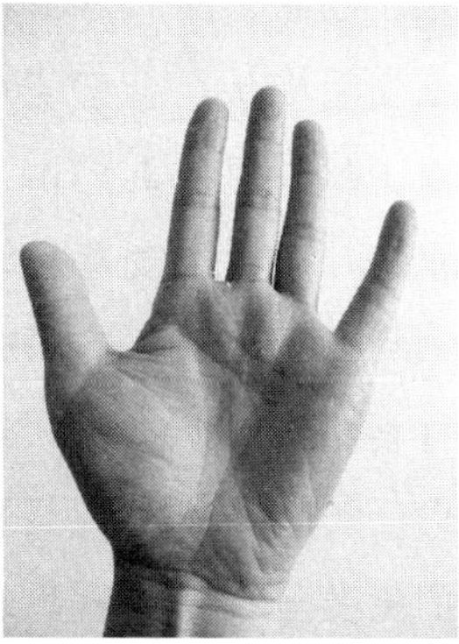

图 **2-7**　粗壮的大拇指

大拇指与别的手指都不一样。别的手指都是三节，大拇指却是两节；别的手指比较纤细，而大拇指却比较粗壮(图 2-7)。你知道这是为什么吗？原来，大拇指是手部用力最多、最重要的部位。大拇指的功能占全部手指功能的 50％，其余四指中小指的作用最小。大拇指能帮助其他手指完成几乎所有的捏、握动作。在缝衣服的时候，我们必须依靠大拇指与其他手指配合，才能捏住针完成穿针引线的动作。要捡起掉在地上的小东西时，没有大拇指的参与，仅靠其他四根手指是很难完成的。此外，我们在按图钉的时候常常用大拇指，这是因为大拇指的肌肉比较发达，是别的手指的 3～4 倍。下面我们进行一个小游戏：你用小指按住大拇指，努力将其他三根手指并拢并伸直。这个动作约有 90％的人不能完成，因为无名指不能与中指和食指一起伸直。由于无名指总是与其他手指一起参与手部动作，它能独自完成的动作很少。

从进化上来看，灵长类动物都具有五根手指，大拇指都比较灵活，多数都能与其他手指对握。其中树栖灵长类动物的大拇指更靠后，适合抓握树枝，便于在树上活动。人类的大拇指位置居中，适于完成各种复杂的动作。

二、人体的营养摄取中心——消化系统

人体的消化系统包括消化道和消化腺(图 2-8)。消化道包括口腔、咽、食道、胃、小肠、大肠和肛门。消化腺包括唾液腺、胃

腺、肠腺、胰腺和肝脏。如果我们仔细咀嚼米饭，会感觉略有甜味，这是由于唾液里的淀粉酶将米饭中的淀粉水解，产生了麦芽糖。胃就像一个容纳食物的袋子。它不仅可以通过蠕动将食物进一步磨碎，还能初步消化蛋白质类食物。小肠是人体消化和吸收的主要场所，在这里食物最终被消化成葡萄糖、氨基酸、甘油、脂肪酸等小分子，这些小分子穿过小肠壁，进入血液和淋巴，再被运送到身体需要的地方。大肠也有一定的吸收功能，它能吸收部分水和无机盐，将未被吸收的食物残渣浓缩，使之形成粪便排出体外。

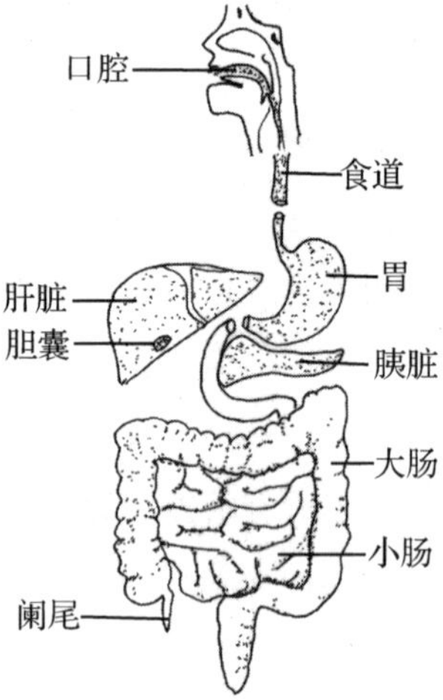

图 **2-8** 消化系统

胃肠的功能与保护

你知道吗？动物的胃不仅能储存食物，还有强大的消化功能。鳄鱼通过胃里强大的胃酸将吞进去的肉和骨头分解，还借助吞进去的沙子磨碎食物。人的胃能通过胃酸分解食物，通过蠕动将食物研磨成食糜，还能通过胃蛋白酶将食物中的蛋白质进行初步的分解。

人的消化系统能将摄取的食物经过消化、吸收之后变成自身的营养物质。一个人是否健康，消化系统起到了很关键的作用。所以胃肠的正确使用与良好保养至关重要。

胃像一个布袋，将人吃下的食物暂时储存起来并初步消化。最初科学家通过解剖实验证实了胃具有物理性消化——通过蠕动将食物磨碎。在18世纪以前，人们普遍认为胃只能将食物从大块磨成小块，而不能将食物中的大分子分解成可以吸收的小分子，即胃只进行物理性消化，不进行化学性消化。1783年，意大利科学家斯帕兰札尼设计了一个巧妙的实验：他将肉块装进一个小巧的金属笼里，然后让鹰吞下装有肉块的金属笼。一段时间后，他将金属笼取出，发现金属笼里的肉块消失了。这个实验证实，胃不但存在物理性消化，也存在化学性消化。

胃壁由黏膜层、黏膜下层、肌肉层和浆膜4层结构组成。黏膜层和黏膜下层形成了高低不一、排列不规则的胃襞，这增大了胃消化和吸收的面积。胃通过不断蠕动使食物中的大块变成小块，最后形成粥状的食糜进入小肠。胃能分泌强酸性的胃酸(pH 0.9～1.5)，促进食物中蛋白质的消化。人的胃酸像蓄电池里的酸液一样强大，一些小骨头甚至一些小铁片，在胃酸的作用下都能被分解。人的胃黏膜层上皮细胞能分泌黏液，让胃酸接触不到自己，即便如此，上皮细胞的寿命也只有三四天。如果大量饮酒或吃了某些刺激性药物，影响了胃黏膜的功能，就会导致胃酸腐蚀胃黏膜，造成胃部炎症甚至穿孔等严重的后果。在胃液里还有蛋白酶，能将蛋白质分解成小分子肽。此外，人的胃还能吸收水、无机盐等营养物质。

经过胃初步消化的食物会通过胃幽门进入小肠。小肠最开始的一段叫作十二指肠，是由希腊医生赫洛菲洛斯在公元前4世纪的时候发现并命名的，因为它有12根手指并拢起来那么长。

小肠是人体消化、吸收的主要场所，这是与小肠的结构相适应的。首先，人的小肠长5～6米，大肠长约1.5米，如果人的肠子是直的话，你得长11米高才能装下它。食物在小肠里停留的时间最长，便于充分地消化和吸收。其次，小肠里有肠腺分泌的肠液、胰腺分泌的胰液和肝脏分泌的胆汁，这些消化液里有多种消化酶，可以让食物被彻底消化。在这里，蛋白质、脂肪、淀粉都被彻底消化成了可以被吸收的小分子。蛋白质被消化成了氨基酸，脂肪被消化成了甘油和脂肪酸，淀粉被消化成了葡萄糖。最后，小肠的内表面像毛茸茸的地毯，小肠内表面有很多环形皱襞，皱襞上有绒毛，绒毛上还有微绒毛，这使小肠消化、吸收的面积很大，可以达到200平方米。水、无机盐以及小分子营养物质大部分经小肠吸收进入血液，少数进入淋巴，再随血液循环和淋巴循环运到全身各处。

有时，消化的废物和食物中的矿物质会形成结石。这些结石在肠道里会影响食物的消化和吸收。中医认为，马、羊等动物肠道里的结石可以入药。早在15世纪，印度的医生就敢切开病人的肚子取出肠道里的阻塞物，奇特的是这些医生并不去缝合伤口，而是让一种大黑蚂蚁咬住伤口的两边，再将蚂蚁从脖子那里切断。这样的缝合方法在当时是很有效的办法呢！

口服某些药物(如吲哚美辛、布洛芬、利血平等)或大量饮用烈性酒、浓茶、浓咖啡等，都会损伤胃黏膜，严重时会导致胃黏膜出血、糜烂，患上急性胃炎。长期不吃早餐，或常吃生冷的、硬的食物或长期吸烟、饮酒也会导致胃黏膜受损，出现胃溃疡、胃绞痛等胃病。如果吃了不洁的食物，还会导致胃肠炎。另外，长期劳累、精神紧张或缺乏维生素也会出现胃黏膜炎症。胃炎和肠炎如果不及时治疗都会转为慢性疾病，一旦变为慢性疾病就会很难治疗。所以我们要过有规律的生活，按时吃饭，不挑食，不偏食，少吃或不吃难以消化的食物，以预防胃肠疾病的发生。

最重要的消化腺——肝脏

你知道吗？肝脏大致呈三角形，主要位于腹部上方的右季肋区。肝脏不仅是人体最大的消化腺，还是人体重要的能量中转站。成年男性的肝脏重 1 230～1 450 克，成年女性的肝脏重 1 100～1 300克。

肝脏(图 2-9)是人体极为重要的内脏器官。肝脏就像一个复杂的工厂，每时每刻都进行着复杂的化学反应。据估计，在肝脏中发生的化学反应超过500 种。

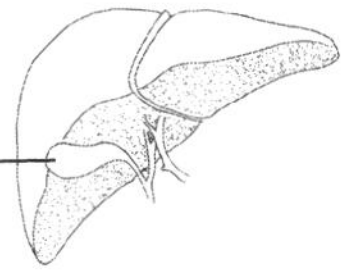

图 **2-9**　肝脏

肝脏能分泌胆汁，促进脂肪的消化和吸收。我们可以做一个小实验模拟胆汁对脂肪的消化作用。

首先，往脸盆里倒一些水，再倒一点儿植物油，我们可以看到水面上漂浮着油珠，这些油在我们肠道里就是这种状态。

其次，我们再往脸盆里倒一些洗洁精(相当于胆汁)，用手轻轻搅拌，可以看到油珠和洗洁精结合变成了很多细小的泡沫。

胆汁可以乳化脂肪，就像洗洁精一样可以将脂肪变成很多细小的微粒，便于脂肪酶起作用。所以肝脏有病(如肝炎)的人会厌食油腻，如果他们摄入了较多的脂肪，就会出现腹泻等消化不良的症状。

肝脏能暂时储能。例如，人在刚吃完早饭后，食物消化产生的葡萄糖被吸收到血液里。血液流经肝脏时，血糖会转变成肝糖原储存起来。到了上午 9 点左右，血糖由于不断被利用浓度逐渐降低，这时肝糖原再一点一点地分解成血糖，通过持续不断的补充使人的血糖浓度保持相对恒定。如果到了中午 12 点左右还没有进食，肝糖原也分解完了，这时机体就会分解脂肪，在肝脏里把脂肪酸和甘油转变成血糖，以保证机体的能量供应。

肝脏还能把进入人体的有毒物质和人体代谢产生的有毒物质分解成小分子的无毒物质排出体外。例如，一个人饮了酒，酒精就是在肝脏里被分解成无毒物质的。我们需要注意的是，肝脏的解毒能力是有限的。酒精肝就是长期大量饮酒导致的肝脏损伤性疾病。轻度酒精肝一般没有明显的症状，中、重度酒精肝与慢性肝炎的症状类似，有全身不适、倦怠、易疲劳、恶心呕吐、食欲不振、腹胀等症状。如果饮酒严重过量或摄入了剧毒的物质，肝脏不能降解，此时首先受损的就是肝脏。肝脏一旦衰竭，就会危及生命。

一些外界病原体也能导致肝脏病变，如乙肝病毒、甲肝病毒会诱发肝炎。肝脏一旦发炎，这个复杂的工厂就会出现混乱，进而会引起其他组织器官的功能失调。人们过去不知道肝炎的病因，差不多在 1950 年才搞清楚肝炎的发病机制，在 1970 年通过电子显微镜观察到乙肝病毒颗粒，到 20 世纪 80 年代末才搞清楚各型肝炎的致病机理。例如，甲型、戊型肝炎通过粪—口途径传播，如果病毒污染了水源或食物，就会在人群中流行。1955 年由于水源污染，印度新德里戊型肝炎大流行，有 29 300 人患上黄疸型肝炎。1988 年由于产地水源污染，受甲肝病毒污染的毛蚶销往上海，导致上海 29 万人患病。值得庆幸的是，这两种肝炎虽然传染性强，却不会转为慢性肝炎，也不会导致肝硬化，而且只要治愈就能终生免疫。预防病毒性肝炎，养成良好的卫生习惯是非常必要的，如饭前便后要洗手、不吃不洁净的食品等。此外，接种疫苗更是非常有效的预防手段。

在胚胎时期，肝脏还有造血功能，但随着人的生长发育，这项功能逐渐消失。

三、人体的气体交换中心——呼吸系统

呼吸系统包括呼吸道和肺两部分，它可以让人体获得空气中的氧气，排出人体细胞产生的二氧化碳。

肺的功能与保护

你知道吗？我们每时每刻都在不停地进行呼吸。你可以试试自己能屏住呼吸多长时间，多数人只能坚持几十秒的时间不呼吸。这说明，人的生命活动离不开氧气。研究表明，一般人如果 5 分钟不呼吸，就可能死亡。原因是什么呢？原来，人体通过呼吸从空气中获得氧气、排出二氧化碳。吸入的氧气和摄取到体内的有机物发生化学反应，释放出大量能量，用于生长发育、运动、思考等生命活动。严重缺乏能量时，生命活动就会停止。

肺位于胸腔内，左右各一，是人体最重要的呼吸器官(图 2-10)。肺内气管经过多次分支，最细小的支气管末端膨大成泡状，叫肺泡。肺泡是人体与外界环境进行气体交换的单位。成年人的肺泡约有 7 亿个，展开之后的面积达 100 平方米，比人的体表面积大 60 倍左右，有强大的气体交换能力。当人吸气的时候，外界空气进入肺泡，空气里的氧气穿过肺泡壁进入毛细血管，随血液循环运到全身各处，供各个细胞进行有氧呼吸。与此同时，血液里的二氧化碳进入肺泡，再通过肺呼气呼出体外。在安静状态下，

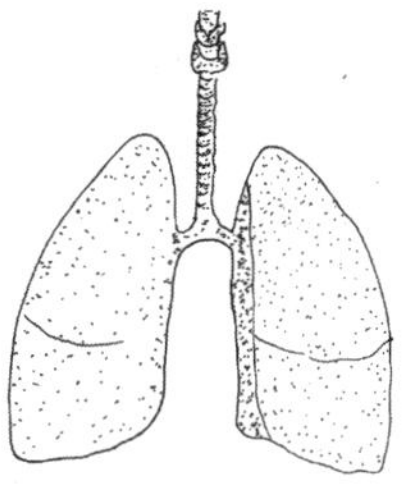

图 **2-10**　肺

人体每次吸入的气体量约为 500 毫升，每分钟呼吸16～20 次，呼吸的气体量达 8～10 升。

人体需要持续不断地消耗能量，在运动或从事体力劳动的时候消耗的能量更多。这些能量主要是通过有氧呼吸产生的，这需要消耗大量的氧气。经常锻炼身体会让呼吸系统得到很好的锻炼，使肺部呼吸肌的收缩和舒张功能大大提高，使肺活量增大。长跑和游泳都是锻炼呼吸功能的好办法，坚持一段时间之后肺的呼吸功能会显著提高。

吸烟能导致肺癌，这是什么原因？原来，长期吸烟能导致肺泡壁、肺间隔的破坏，还能使肺间质纤维化。

如果人长期在粉尘污染严重的环境下工作生活，导致吸入大量的粉尘，这些粉尘吸附在支气管和肺泡里，会导致肺纤维化。肺纤维化常在不知不觉的情况下发生，所以很多人最初不注意防范，一旦察觉病情就比较严重了。这种患者常有刺激性干咳、呼吸困难等症状，病情严重的会因呼吸衰竭而死亡。

所以，我们要爱护自己的肺。不吸烟，尽量少去粉尘污染严重的地区。确实需要在有粉尘的地方工作的时候一定要做好防护措施。

咳嗽有什么用?

你知道吗? 吃东西过快，有时会引起咳嗽；吸入了浓烟等有害气体，会引起咳嗽；感冒，也常会引起咳嗽。咳嗽有什么用呢?

咳嗽是一种常见的呼吸道症状，在气管或支气管的黏膜受到物理、化学等异物刺激或病原体侵害时发生。此时，声门关闭，肺内的气压升高，接着声门突然打开，肺内的气体喷射而出，并伴随着发声。

在吃饭时高声谈笑，或者吃得过快过急，常会引起剧烈的咳嗽。这是食物“走差了道”，进入气管引发的。咳嗽可以让进入气管的食物出来，避免对人体造成伤害。

从燃烧的垃圾堆旁经过时，我们常常会掩住口鼻、屏住呼吸，让自己尽量少吸入有害的气体，这是一种自我保护的行为。如果不慎吸入了一些刺激性强的有害气体，就会刺激呼吸道，引起咳嗽。通过这种不自主的咳嗽，可以将有害的气体、颗粒尽快排出体外，保持人体健康。

即使在清洁的环境中，空气中也有很多微生物。这些微生物会随着人体的呼吸进入肺泡，但通常不会导致人体患病。这是为什么呢？原来，在人的肺泡表面有一层薄薄的液体，可以让微生物、灰尘颗粒等“漂浮”在上面。之后这些液体会进入支气管、气管，最后在纤毛的摆动下通过咳嗽将吸入的异物排出体外。偶尔有一些细菌或病毒沉积在肺泡表面，也不会引起病变，因为人体的肺里约有 6 亿个吞噬细胞在不停地“巡逻”，遇到病原体就会将它们吞噬分解掉。

我们常常听说某人感冒引起了咽炎、肺炎等疾病，就是在感冒时，人体抵抗力降低，外界病原体乘虚而入引起人体发生病变。所以，尽管人体的防御机制堪称完美，我们也不能掉以轻心，要注意维护身体健康。

怎样锻炼自己的呼吸系统？

你知道吗？我们知道，如果经常做俯卧撑，双臂的力量就会变大，这是双臂的肌肉得到锻炼的结果；如果经常跑步，腿部就会更有力量，这是腿部的肌肉得到锻炼的结果。经常进行深呼吸，经常参加跑步等体育锻炼，也能使肺部得到锻炼，可以增强呼吸系统的功能，预防疾病的发生。

你可能进行过肺活量测试。肺活量是指在最大吸气后尽力呼出的气体量，是检验人体肺部功能的一项重要指标。一般情况下，成年男性的肺活量约为 3 500 毫升，成年女性的肺活量约为 2 500 毫升。经常进行体育锻炼的人，肺活量会明显增大，成年男性可以超过 4 000 毫升，成年女性可以超过 3 500 毫升。

如果我们观察周围不同年龄、不同体质的人，就会发现，身体健康的人呼吸频率较低，参与一般的活动时都表现得气定神闲，而身体虚弱的人则稍微活动一下就会气喘吁吁，这是由于他们的肺部功能较差，需要提高呼吸频率才能满足身体对氧气的需求。

由以上的例子我们不难看出体育锻炼对呼吸系统的好处。经常参加体育锻炼的人，呼吸系统的机能会得到提高，具体表现为肺泡组织的弹性增加，呼吸肌的收缩更加有力，胸廓的活动范围更大，为人体提供氧气、排出二氧化碳的能力得到提升。

四、人体的物质运输中心——循环系统

循环系统(图 2-11)包括血液循环和淋巴循环。血液循环系统包括心脏、血管和血液，负责将消化系统吸收进来的营养物质运送到全身各处，并将细胞产生的代谢废物运送到肾脏形成尿液排出。循环系统还能将激素运送到靶细胞，使它在相应部位发挥特定作用。淋巴循环可以看作血液循环的分支，主要负责抵御外界病原体的侵扰，保持人体内环境的稳定。

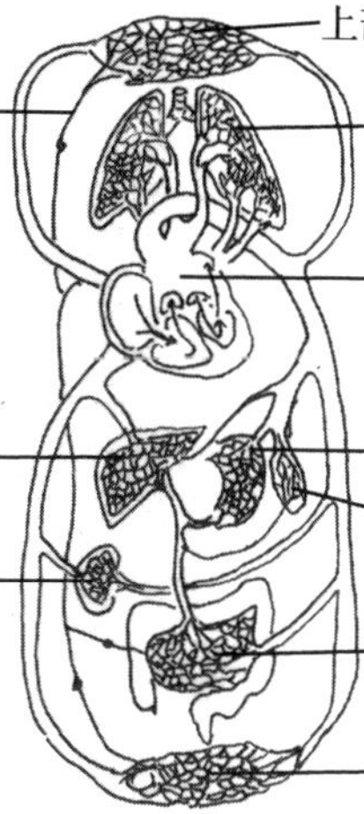

图 **2-11**　循环系统

人的心脏和血管

你知道吗？在陆地上，由公路和铁路构成了庞大而复杂的交通网络。那些大城市就是这些网络的枢纽。在人体中有 40 万亿～60 万亿个细胞，怎样为这些细胞提供足够的营养物质？怎样将这些细胞产生的代谢废物及时运走？这些复杂的运输活动就是由循环系统完成的。

经过肺的呼吸运动，外界空气中的氧气进入血液。这部分血液从肺静脉流入心脏(图 2-12)，再由心脏出发，来到脑、躯干、四肢、内脏的各处毛细血管。在各种组织当中，氧气穿过毛细血管壁进入组织液，再由组织液进入组织细胞，供给细胞利用。细胞产生的二氧化碳正好和氧气相

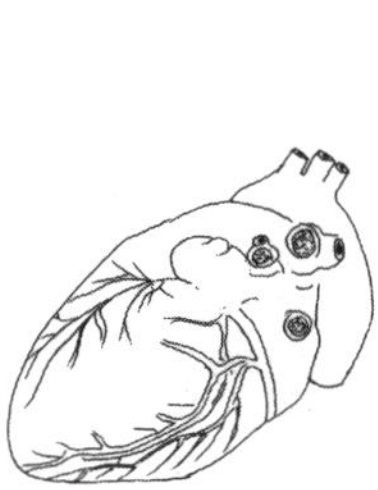

图 **2-12**　心脏

反，二氧化碳先从组织细胞进入组织液，再进入毛细血管，再到心脏，最后经肺动脉进入肺泡，通过呼吸运动呼出体外。

小肠吸收的营养物质有一部分随血液进入肝脏变成肝糖原暂时储存起来，其他的都随血液流回心脏，再由心脏出发，来到全身各种组织细胞，为细胞提供营养物质和能量。各种组织细胞产生的尿酸、尿素等代谢废物，则从血管流回心脏，再被运输到泌尿系统，以尿液的形式排出体外。

所以，心脏是循环系统的中枢，为血液循环提供动力，是人体的发动机。血管就是由心脏发出的为全身细胞输送营养、运走废物的运输通道，就像身体内的一条条公路。健康成年人每分钟心跳约 75 次，每天约 10 万次，每次泵出的血液约为 70 克，到 70 岁时，心脏输送的血液达到了 2 亿千克。所以，我们每个人的心脏虽然只有自己的拳头大小，却承担着极其重要的作用。

为什么在体表大血管分布比较少?

你知道吗? 人在生病输液的时候为什么在手脚上扎针？医生采血化验的时候为什么要在胳膊上扎针？这是因为这些部位有一些较大的静脉血管。人的体表较大的静脉很少，动脉更少，这是为什么？

我们可以观察一下自己身上的皮肤，能看到或摸到的大血管屈指可数。例如，在手背、脚背和前臂上有几条比较粗的静脉。我们生病的时候护士会在这些部位的静脉上扎针输液。其他位于体表的静脉就比较难找了，如颈外静脉，不是医务工作者就很难找到。

位于体表的动脉更少。我们能轻易感受到的是手腕处的桡动脉，可以按压这个部位计数每分钟的心跳次数，这里也是中医号脉的地方。还有肱动脉，是测量血压的部位。其他还有颞浅动脉、股动脉、足背动脉等，这些也是要专业人士才能找到。

那么，为什么人的体表大血管比较少呢？其实这是人体长期进化的一种适应。我们知道，如果体表不小心被划破，即使我们不进行处理，伤口也会很快止血。这一方面得益于人体有快速的凝血机制，另一方面也得益于受伤部位没有大的血管经过。如果体表的大血管多，受伤时大量失血的可能性就大大增加。特别是动脉受伤，很难止血，如果体表有大的动脉存在，在日常生活或工作中就比较容易因受伤导致大量失血，甚至会因此危及生命。所以，经过长期的进化，现代人体表的大血管比较少，这是人对复杂多变的自然环境的一种适应。

血型与输血有什么关系？

你知道吗？在战争或车祸中受伤的人如果失血过多，就需要输血。人类的血型通常可以分为 A 型、B 型、O 型、AB 型，如果患者的血型为 AB 型，应该给他输入哪种血型的血液呢？在人群中，还有极少数的人血型非常特殊，被称为熊猫血型，你知道是怎么回事吗？

血液对生命的作用是不言而喻的。自古以来人们都把血液看得很神秘，认为它代表着亲情，象征着生命。像血浓于水、血气方刚等成语就说明了这些观点。

在现代医学里，输血是抢救大量失血患者的重要措施。输血，尤其是输新鲜血可增加患者抵抗力，纠正患者贫血。最早的输血试验是英国人理查德·罗维尔在 1665 年进行的。他把一只失血过多濒于死亡的狗的静脉与另一只健康狗的静脉用鹅毛管连接起来。随着健康狗的血液流入失血狗的体内，它逐渐从濒死状态恢复过来。

1667 年，法国国王的御医让-巴蒂斯特·丹尼斯首先进行了动物血液输入人体的试验。他将 400 毫升羊血注入一个失血过多的青年体内，这个青年竟奇迹般地活了下来。丹尼斯开创了人类输血成功的先例。此后他又进行了多次输血试验，但 1668 年的一次试验以失败而告终。他给一名患者输动物血，第一次输血后患者病情有所好转，第二次输血后，患者出现发热、腹痛、大汗、血尿等症状，以现在的医学观点来看，这是典型的特异排斥反应。但丹尼斯不知道这些问题，结果病人在第三次输血后死亡。死者的妻子到法院控告丹尼斯犯有杀人罪，由于此前没有这样的先例，法院也不知道该怎样判决。为此，法国议会特别制定了一条法律，规定不允许给人输血。

但是，通过给患者输血来挽救生命的做法却流传开来。许多医生都进行了积极尝试。据记载，仅 19 世纪末叶就有 346 人接受过输血治疗，其中 129 人被输入了动物的血液。由于当时人们还没有认识到血型的不同，因而输血时经常发生患者死亡的事故，输血的风险非常大，不到万不得已时不会被采用。

直到 1900 年，奥地利医学家卡尔·兰德斯坦纳发现人类的 ABO 血型之后，输血才成为一种安全的、救死扶伤的有效手段。

那么什么是血型呢？兰德斯坦纳通过研究发现，人类的红细胞表面有两种凝集原(抗原)A、B，血清中有凝集素(抗体)抗 A、抗 B。根据凝集原 A、B 的分布可以把血液分为 A、B、AB、O 四型。红细胞上只有凝集原 A 的为 A 型血，其血清中有抗 B 凝集素；红细胞上只有凝集原B的为B型血，其血清中有抗A的凝集素；红细胞上A、B两种凝集原都有的为AB型血，其血清中无抗A、抗B凝集素；红细胞上A、B两种凝集原都没有的为O型血，其血清中有抗A、抗B凝集素(表2-1)。具有凝集原A的红细胞可被抗A凝集素凝集，抗B凝集素可使含凝集原B的红细胞发生凝集。输血时若血型不合会使输入的红细胞发生凝集，引起血管阻塞和血管内大量溶血，造成严重后果。

表2-1　血型与抗原、抗体关系

血型	红细胞表面的抗原	血清中的抗体
A型	A凝集原	抗B凝集素
B型	B凝集原	抗A凝集素
AB型	A凝集原、B凝集原	无
O型	无	抗A、抗B凝集素

所以在输血前必须进行血型鉴定。正常情况下只有ABO血型相同者可以相互输血。在缺乏同型血源的紧急情况下，因O型血红细胞无凝集原，不会被凝集，可输给任何其他血型的人。AB型血的人，血清中无凝集素，可接受任何型的红细胞。但是若异型输血输入量过大，输入血中的凝集素未能被高度稀释，有可能使受血者的红细胞凝集，所以大量输血时仍应采用同型血。

临床上在输血前除鉴定ABO血型外，还根据凝集反应原理，将供血者和受血者的血液进行交叉配血实验，在体外确证两者血液相混不发生凝集，方可进行输血以确保安全。

随着科学的发展，人们又发现了其他的血型划分系统，如Rh血型系统、MNS血型系统等。在输血时这些都要考虑，最好是各种血型都一致再进行输血。Rh阴性血型被称为熊猫血型，非常稀有，一旦有这类患者需大量输血，很难轻易找到充足的血液。

输血在第一次世界大战中被广泛使用。当时血液被装在改造过的、消过毒的牛奶瓶子里运往战场。世界上第一个流动血库在20世纪30年代西班牙内战期间建立起来。

尽管输血的原则确定了，输血也不是一件很简单的事情。输血能挽救生命，也能成为夺命的杀手。输血可能造成患者出现寒战、高热等不良反应，还能传播艾滋病、乙型肝炎、丙型肝炎、梅毒等疾病。

现在，为了保证受血者的健康，对供血者所做的检验越来越多，如丙氨酸氨基转移酶检测、乙型肝炎病毒表面抗原检测、丙型肝炎病毒抗体检测、艾滋病病毒抗体检测、梅毒检测等，保证输血更加安全。

为了保证患者有足够的血液供应，现在提倡无偿献血。献血可以缓解血液黏稠，提高造血机能。健康人可以每次献血200～400毫升，每半年献血一次。

红细胞为什么进行无氧呼吸?

你知道吗? 血液里的红细胞是负责运输氧气的，但它自己却不消耗氧气，这是怎么回事?

血液的功能是将氧气和营养物质运送到全身各处的各种组织细胞，并把组织细胞产生的二氧化碳及其他代谢废物运送到呼吸系统、排泄系统排出体外。在各种血细胞中，数量最大的是红细胞。成年男性每毫升血液中有红细胞450万～550万个，成年女性每毫升血液中有红细胞350万～450万个。这么多红细胞有什么用呢？原来，人体需要的氧气和排出的二氧化碳不是以气体状态运输的。有少量的氧气和二氧化碳以溶解状态运输，氧气主要与红细胞通过内部的血红蛋白结合成氧合血红蛋白运输，二氧化碳主要以碳酸氢盐的形式运输。

人是需氧型动物，离开了氧气就不能生存。在剧烈运动的情况下，骨骼肌可以通过无氧呼吸获得一些能量，但这些能量只能起到一定的补充作用，此时仍是以有氧呼吸为主的。在正常情况下，身体里的各种组织细胞需要不断地消耗氧气，普通人大脑缺氧3分钟就开始有脑细胞死亡，缺氧6分钟就会导致脑死亡。

成年人的血液大约有5升，心脏每分钟泵出的血液量也大约是5升，所以血液循环一周大约需要1分钟。这就有一个问题：红细胞从肺泡那里携带了氧气之后，经过肺静脉流到心脏，再通过心脏主动脉运出，最后到达大脑，这个过程需要一段时间，如果红细胞在这段时间里将携带的氧气消耗了行不行？当然不行，这样就会导致人脑缺氧。你可能会认为，血液循环一周才需要1分钟，那么血液从肺泡到大脑也就十几秒，大脑缺氧十几秒应该没事。这个确实，偶尔的、短时间的缺氧确实不会对大脑造成什么伤害，但长期的供氧不足一定会影响大脑的功能。

像手指尖、脚趾尖等肢体末端，血液到达的时间应该更长，如果红细胞在这段时间里将氧气消耗尽了行不行？当然也不行。为了保证全身各处的各种组织细胞都有足够的氧气供应，红细胞就必须尽可能多地携带氧气。通过长期的演化，人和哺乳动物的成熟红细胞舍掉了细胞核和各种细胞器，以尽可能多地容纳血红蛋白，使自己携带氧气的能力达到最大。如果红细胞在运输过程中自己消耗了氧气，那么手指尖、脚趾尖等肢体末端就不能得到充足的氧气。与此相适应，红细胞只能通过无氧呼吸获得能量，以保证运送充足的氧气到各种组织细胞中。

五、人体的调控中心——神经系统

人体的神经系统包括脑、脊髓以及它们发出的神经和神经末梢。神经系统使人体的各个器官、系统协调一致，也能让人体及时感受到内外环境的细微变化，并做出适应性的反应，使人体能适应环境的变化。

人体的指挥部——大脑

你知道吗？了解大脑，研究大脑，开发大脑，找到治疗脑疾病的良方，是当今生命科学的前沿课题之一。2013 年以来，美国和欧盟先后宣布推进“脑计划”，旨在绘制人类大脑活动全图，研究人类大脑的工作机制，探索治疗人类脑疾病的方法。经过几年的筹备，2018 年，我国“脑科学与类脑研究”也进入了实施阶段。

过去人们认为心脏是人的思维器官，所以与思考有关的字如“思、想、虑、感、惑”等都是心字旁。直到近代人们才认识到大脑(图 2-13)的重要性，对大脑的研究就更晚了。一位诺贝尔奖获得者曾说过：“只要大脑的奥秘尚未大白于天下，宇宙就仍将是一个谜。”

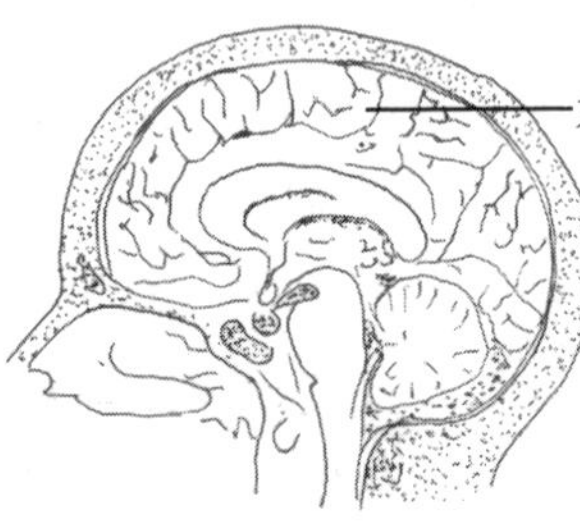

图 **2-13** 大脑

大脑是人体发育最早的器官，其大小可占早期胚胎长度的 1/2。刚出生的婴儿大脑质量约为 400 克，1.5 岁的幼儿大脑质量约为 800 克，3 岁的幼儿大脑质量约为 1 000 克，成年男性的大脑质量约为 1 400 克，有记载的最重的大脑质量为 2 049 克。大脑中大约有 140 亿个神经元（神经细胞），每一时刻这些神经元中处于活跃状态的至少有十几亿个。大脑每天能储存 8 600 万条信息，人的一生可以凭记忆储存 100 万亿条信息。大脑最关键的部位不在内部，而在它的表面——大脑皮层。人的大脑皮层只有 3 毫米厚，由于表面有很多沟回，展开后面积达到了 5.4 平方米。人体生命活动的高级神经中枢主要在大脑皮层，如躯体运动中枢、躯体感觉中枢、语言中枢等。

大脑只占体重的 3%，血流量却占心脏输出血量的 15%，每天要消耗 120 克左右的葡萄糖，消耗的能量占到整个机体的 20%。在平时，大脑要维持存活，每分钟大约需要 0.1 卡路里，而当我们集中精力进行思考的时候，大脑每分钟消耗的能量可以达到 1.5 卡路里。大脑消耗的能量是多还是少呢？我们可以对照一下：人在步行的时候，每分钟大约消耗 4 卡路里能量。所以，脑力劳动者虽然不太运动，整个身体消耗的能量却不少。这也是他们容易感到疲劳的原因，所以脑力劳动者需要适当补充营养。

人与人之间大脑有区别吗？阿尔伯特・爱因斯坦的大脑与普通人的一样吗？这是我们每个人都关心的问题。现在我们已经知道，人与人之间在脑容量上有区别。那么，人与人之间大脑的结构有区别吗？科学家的大脑结构比普通人复杂吗？最新的研究表明，爱因斯坦的大脑中有一个区域与普通人不同。但这个证据不太充分，有科学家就认为仅凭爱因斯坦一个人的大脑说明不了什么问题，我们还需要更多更充分的证据。

脑科学是生命科学的前沿阵地之一。以前医生诊断神经系统疾病只能借助脑扫描、脊椎穿刺和活体组织切片检查。随着人类基因组计划的实施，癫痫、运动障碍等与大脑相关的疾病也可以通过血液检查进行筛查确定了。借助现代化的仪器设备，科学家可以研究大脑中的基因活跃区，并进一步确定哪些基因与疾病有关。借助脑科学的研究，科学家发现记忆并不像在白纸上写下黑字那样简单。绝大多数的记忆更像是在黏土板上写字，经过一段时间，就像用手抹过一次，记忆逐渐变得模糊不清，并最终消失。最有意义的是，科学家发现大脑在婴幼儿期有很强的可塑性。根据这个特点，家长和教师可以有意识地开发婴幼儿的大脑，让孩子变得更聪明。

目前，科学家正在试图搞清楚大脑的工作原理。他们试图通过脑电波的变化搞清楚人们在想什么，以及外界环境的变化如何左右大脑的活动。如果把大脑的思维机理搞清楚了，也许可以让一个有暴力倾向的人变得温柔可亲。也有科学家担心，一旦对大脑研究透彻，会不会有人通过控制别人的大脑来控制他们的行动，会不会出现小说中描述的那种毫无主见、完全听命于人的冷酷杀手？这就是大脑研究的副作用吧。但是我们相信，科学带给人类的正面的利益一定会远远大于负面效应。

人体的信息传递网络——神经

你知道吗？人的神经全部加起来能绕地球两圈。人体为什么需要这么多的神经？这是因为人体的生命活动极其复杂，为了让这些复杂的生命活动有条不紊地进行，就需要一个复杂而高效的信息传递网络——神经。

人体是一台非常复杂的机器，主要依靠神经系统(图 2-14)进行调节。脑和脊髓是这台机器的指挥中心。脑神经、脊神经则是由大脑和脊髓发出的支配各个器官系统的信号通道。这些神经的末端分化出许许多多的神经末梢，与各种组织器官相连。感觉神经末梢感受到人体内外的刺激变化之后会产生神经冲动，神经冲动沿着传入神经进入神经中枢。脑和脊髓的神经中枢发出的指令需要通过传出神经传到身体的各个部位，使各个部位做出适当的反应。所以脑和脊髓是人体生命活动的指挥中心，身体的各个器官系统相当于具体的作战部队，神经则是它们之间传递信息的电话线。人的神经传导信号的速度为每小时 288 千米，年老后的传导速度会减慢 15％。

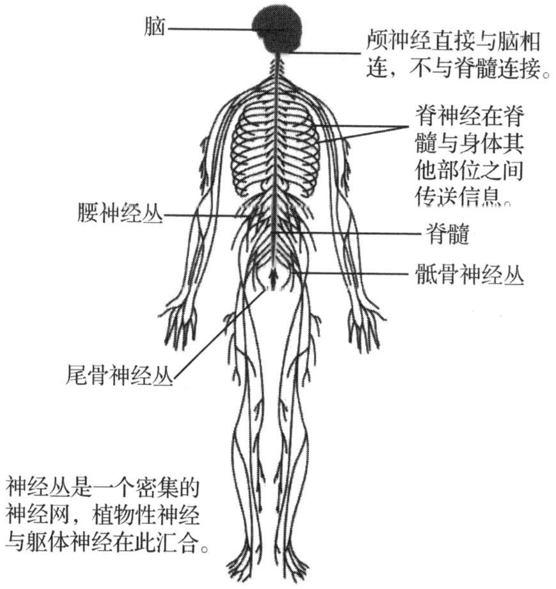

图 **2-14**　神经系统

如果因为后天的原因导致神经通路受损，就可能出现脑和脊髓不能控制机体生命活动的现象。例如，某人因为外伤导致脊髓从胸部折断，就会出现大小便失禁的现象，这是由于脊髓下部的排便、排尿中枢失去了大脑的控制。他的膝跳反射依然存在，是因为膝跳反射的中枢在脊髓，不需要大脑支配。他还可能出现下肢瘫痪的现象，这是因为大脑的躯体运动中枢已经无法控制腿部的运动了。

下面我们来体会一下不受大脑支配的简单反射活动。你可以自己做一下膝跳反射(图 2-15)的实验：自己坐在椅子上，将左腿搭在右腿的上面，用右手的手掌或小木槌轻轻敲击左膝盖下面的韧带，就会看到因股四头肌收缩造成的膝跳反射现象。你会发现，这个反射是不受意识支配的，就是说你的大脑是不能抑制这个反射活动的。

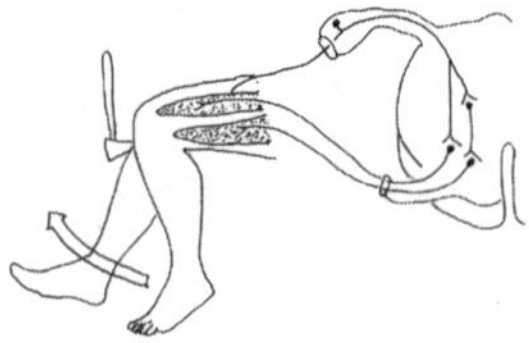

图 **2-15** 膝跳反射

关于人脑的一些秘密

你知道吗？生活中很多看似简单的事情都与大脑的精确调节有关。为什么我们自己挠自己不会痒痒？盲人的触觉和听觉真的比正常人更加敏锐吗？为什么打哈欠会传染给别人？

人的大脑复杂而精妙。据估计，人的一生能记住的信息相当于 5 亿本书，而这也只占用了大脑记忆能力的 1%。大脑每天要消耗掉人体所摄取全部能量的 20%。神经学家曾对大脑局部的神经网络进行研究，发现人脑中的神经信号网络比目前的电话网络要复杂 1 400 多倍。

自己挠自己不会感觉痒

不难发现，不论我们多么怕痒，自己挠自己时一点也不觉得痒。这是因为我们的大脑更注意自身以外发生的事情，大脑能很好地识别自己和非己，对自身肢体的活动不太在意甚至“忽略”，将更多的精力放到外部环境上。这对于人体是非常必要的，对于人躲避外来的危险、适应新的环境都有积极的意义。

大脑越大越聪明吗？

智力与大脑质量有一定关系，人在进化中大脑的质量不断增加，黑猩猩脑重不足 500 克，南方古猿的大脑约重 700 克，北京猿人的大脑约重 1 000 克，现代成年男性的大脑约重 1 400 克。但脑重与智力的关系并不是绝对的，如相对论之父爱因斯坦的脑重只有 1 230 克。大脑的质量并不能反映出智力高低，智力更重要的是与大脑皮层有关，也就是与大脑皮层上沟回的复杂程度有关。大脑皮层的沟回越多，大脑皮层的表面积越大，大脑也就越复杂，这个人就越聪明。

盲人的触觉和听觉比普通人更好吗？

我们总感觉盲人的触觉和听觉会好于普通人。科学家经研究发现，盲人的触觉和听觉其实和普通人差不多。但由于他们视觉受限，只能依赖触觉和听觉感受外界的各种信息，这会让他们努力排除无用的干扰，更加注意触觉和听觉的细微变化，从而使他们能注意到普通人不易察觉的问题。由于盲人不能用眼睛看路，他们就会更加注意行走路线等外部环境的信息，这逐渐增强了他们的记忆力，他们大脑中与触觉、嗅觉、听觉以及记忆有关的区域也得到了很好的锻炼，所以他们的记忆力更好，触觉和听觉也好像更加敏锐。

保持脑健康的最好办法——运动

人到老年，随着循环系统不断衰老，供应给脑细胞的血液逐渐减少，使这些细胞得不到充足的营养和能量。这会让大脑反应迟钝，甚至出现萎缩。这虽然属于人体的自然生长规律，但也可以通过经常锻炼缓解。研究表明，经常运动不但会让血流变快，还能增加大脑中毛细血管的数量，这样大脑就能获得充足的营养和氧气。通过对比研究，科学家发现坚持每天锻炼身体 30 分钟以上的老年人心脏收缩有力，整个人的精神状态也非常好。

此外，经常用脑，让大脑得到持续的锻炼，也是维护脑健康的好办法。脑子越用越灵，这是大家公认的道理。最近英国科学家通过研究得出了这样的结论：大脑接受的训练越少，衰退的就越快。我们看到很多学者进入老年后依然思路清晰、耳聪目明，就是由于他们经常用脑。

打哈欠可以使大脑保持清醒

打哈欠是一种人人都有的，一生都要进行的一项生理活动。一次打哈欠的时间大约为 6 秒钟，在这期间人全身神经、肌肉得到完全放松。因此可以认为，打哈欠使人在生理上和心理上得到暂时的休息，对人体具有重要的生理保护作用。打哈欠是大脑缺氧的表现，人体通过哈欠的深呼吸运动使血液中氧气增加，排出更多的二氧化碳，从而使人精力更加充沛。人困乏的时候往往哈欠不断，这是在提醒人体，表示大脑已经疲劳，需要睡眠休息，所以打哈欠也是一种催眠的方法。当人即将进入紧张工作时，也常会哈欠连连，这可能是人体借助深吸气使血液中氧气增加，提高大脑的活力。

人在连续打哈欠时会流眼泪，这是怎么回事呢？原来，人的眼泪每时每刻都在不停地分泌，在眨眼的时候靠眼皮的移动将眼泪均匀地涂在眼球的表面。由于泪液中有溶菌酶，时刻分泌的泪液在保持眼球湿润的同时，还有杀菌作用，以保持眼睛健康。人在情绪激动的时候会大量分泌泪液，表现出哭泣的情绪。多数时候泪液的分泌量很少，湿润眼球剩余的泪液会通过鼻泪管流走，所以我们感觉不到。在打哈欠的时候，嘴巴张大，鼻腔的压力增大，会暂时阻挡鼻泪管排泄泪水，这样眼睛里存留的泪水就会增多，如果哈欠不断，多余的泪水就会从眼睛里流出，人就泪水涟涟了。

打哈欠会传染，这是怎么回事？在人多的场合，如果一个人打哈欠了，旁边的人也会接二连三地打哈欠，就像被传染了一样。其实，哈欠本身不会传染，但情绪会相互影响。人是社会化生活的，一个人的情绪很容易影响到他周围的人。研究表明，在沟通和交往方面出现障碍的人不容易被别人的哈欠传染，做事比较理性、坚定的人也不易被传染，而比较随和、友善的人非常容易受到传染。打哈欠在亲人之间传染的概率最高，其次是朋友，最后是熟人和陌生人。

其实，打哈欠像呼吸心跳一样，属于不受意识支配的一种自发的、本能的行为。

两个大脑半球的分工与合作

人的大脑有左右两个半球，其形状好像两个合起来的拳头。它们在功能上有一定的分工：一般来说，左脑半球接收来自人体右侧的感觉信息，并控制人体右侧的动作；右脑半球则接收来自人体左侧的感觉信息，并控制人体左侧的动作。人的言语能力，包括说话、书写和计算能力，定位于左脑半球；右脑半球则具有描述空间结构、临摹和想象等能力。人的自我意识与左脑半球有关，而与右脑半球无关。左右两半球之间，由 2 亿条神经纤维组成的胼胝体连接沟通，并以每秒传递40亿次神经冲动的速度，极为频繁地进行左右两半球的信息传递，使大脑两半球协调一致、相互制约，形成一个自如的、高效的统一整体。损伤大脑的任何一部分，都有可能带来严重的后果。“裂脑人”就是为了治疗某种脑部疾病，通过手术将连接大脑两半球的胼胝体切断形成的有两个“独立脑半球”的人。这样的人能存活吗？他们的意识和行为与正常人一样吗？有的朋友一定会问。不错，“裂脑人”的确可以存活，但他们的意识和行为却不可避免地受到这种脑损伤的影响，不可能同正常人一样了。

一名美国士兵因在第二次世界大战时头部受伤而患上了严重的癫痫（羊痫风），为了治疗他的疾病，医生切断了他的胼胝体。结果他的癫痫治好了，身体活动却不正常了。吃饭的时候，他一只手把饭碗推开，另一只手又把饭碗拉回来，来来回回，不知他到底是吃还是不吃。当妻子问他的时候，他一只手把妻子推开，另一只手却又急忙把妻子拉回来。早晨穿裤子的时候，他一只手把裤子提上来，另一只手又拼命地把裤子往下拉。在他身上总是出现这样相互矛盾的行为。其实，这是由于他大脑的两个半球分开之后不能及时联系沟通，身体活动缺乏统一的指挥。

第三章　人体的营养

人是动物界中的一员，不能像植物那样通过光合作用制造有机物，必须通过食物摄取各种各样的营养物质和能量。人体需要的营养物质可以分为无机营养和有机营养两大类。无机营养包括水和各种无机盐，有机营养包括糖类、脂质、蛋白质和维生素等。其中，糖类、脂质和蛋白质被消化成人体必需的葡萄糖、脂肪酸、氨基酸等小分子有机物，这些小分子有机物可以用来合成构成人体的有机大分子，也可以氧化分解提供能量。维生素和无机盐虽然需要量很少，却也是人体生命活动所必需的。

一、人体必需的几种金属元素

你知道吗？ 每个人都有自己喜爱的食物。有人爱吃米饭，有人爱吃面条。还有一些人，对食物特别挑剔，导致他们摄取的营养比较单一，常常出现缺乏某种元素的症状。

人体内含有几十种化学元素。这些元素中，有些是可有可无的，有些是必需的。必需元素是指对人体的生命活动必不可少的元素，包括大量元素，如碳、氢、氧、氮、硫、磷、钾、钙、镁，微量元素，如铁、锰、锌、硼、铜、钼等。如果这些元素缺乏，就会影响人的生命活动，轻则不适，重则生病。下面我们来看看人体比较容易缺乏的几种必需金属元素。

钙

缺钙的症状

儿童缺钙将导致发育迟缓、发育不良，如出牙晚、学步晚、鸡胸和佝偻病。缺钙早期还会表现出一些症状：齿疏发稀，健康状况不好，容易感冒。青少年缺钙会腿软、抽筋，身体素质不佳；乏力、烦躁、精力不集中，容易疲倦；偏食，厌食；出现蛀牙，牙齿发育不良；易过敏，易感冒等。

青壮年都有繁重的生活压力，紧张的生活节奏往往使他们忽略了身体上的一些不适，加之该年龄段缺钙没有典型的症状，所以很容易掩盖病情。当有经常性的倦怠、乏力、抽筋、腰酸背疼、易过敏、易感冒等症状时，就应怀疑是否缺钙。

进入老年以后，人体就慢慢进入了负钙平衡期，即钙质的吸收减少、排泄增加。老年人大多因为钙的流失而出现缺钙现象。自我诊断的症状有老年性皮肤瘙痒；脚后跟疼，腰椎、颈椎疼痛；牙齿松动、脱落；明显的驼背，身高降低；食欲减退，消化道溃疡，便秘；多梦、失眠，烦躁、易怒等。

钙的功能

钙主要参与骨骼和牙齿的形成。成年人 99%的钙分布在骨骼和牙齿中。钙还在维持人体循环、呼吸、神经等各系统生理功能正常中起重要作用。在钙离子的激活下，体内多种酶和激素才有活性，机体的能量代谢、神经和肌肉的兴奋及抑制活动、机体所有组织器官的功能均与钙离子水平有直接关系。

怎样补钙

判断是否缺钙，最可靠的办法还是去医院请专科医生检查诊断，然后在医生的指导下服药治疗。

补钙应注意以下几点。

第一，不要轻信广告，不听信某些保健品和补钙产品的夸大宣传，应到正规医院检查后在医生指导下补钙。如果想自己补钙，最好从天然食品中获取足量的钙。在家庭日常的食物中，含钙较多的有牛奶、奶酪、鸡蛋、豆制品、海带、紫菜、虾皮、芝麻、山楂、海鱼、苋菜、芥菜等。

第二，补钙也不是越多越好。每次摄入超过 200 毫克的钙就会影响吸收。钙补充过量需要通过肾脏排出，增加肾脏的负担。还有报道说补钙太多容易得肾结石。

第三，在服用添加维生素 D 的钙片时，要防止积蕴中毒。许多人认为，补钙只能选择与维生素 D 合一的产品，这是一种误解。由于个体差异普遍存在，并不是所有人既缺钙又缺维生素 D，部分人长期服用维生素 D 反而会抑制体内维生素 D 的形成，或者引发维生素 D 大量摄入而积蕴中毒现象，中毒症状为高钙血症引起的肝肾功能损伤和软组织钙化，表现为食欲减退、反应迟钝、心律不齐、呼吸困难、恶心呕吐、烦渴多尿、便秘等。

铁

成年人体内含 3～5 克铁，这些铁大多以蛋白质复合物形式存在，小部分以离子的形态存在。在各种组织细胞中都含有铁，但多数(大约 65％)的铁存在于红细胞里的血红蛋白中。

铁在人体内含量不高，属于微量元素，但它也是人体必不可少的元素。铁是组织代谢不可缺少的物质，缺铁会引起多种组织改变和功能失调，如影响淋巴组织的发育使免疫功能降低。

在临床上，常用血清铁蛋白作为检测指标，其值低为缺铁，值高为铁过多。我们也可以从自身症状判断一个人是否缺铁：面色苍白、头晕、活动后心悸气短是缺铁性贫血的表现；皮肤干燥、毛发干枯、指甲脆薄是组织缺铁的表现。

如果有这些症状，就要到医院进行相关检测。如果检测结果表明确实缺铁，医生一般会建议口服硫酸亚铁和维生素C等药物，也会建议患者多吃一些富含铁的食物，如动物肝脏、动物血和瘦肉等。

锌

锌是人体必需微量元素，在人体内只有2克左右。锌对维持正常的细胞分裂有重要作用。动物缺锌时，会出现发育障碍，导致生殖机能低下。约有15％～20％的锌分布在皮肤中。锌是健美的皮肤不可缺少的重要成分，缺锌会导致脱发、银屑病、脂溢性皮炎、痤疮等皮肤病。

缺锌会导致口腔黏膜上皮增生和角化不全，容易脱落，阻塞味蕾小孔，影响食欲，引起小儿厌食。缺锌还会使舌的味蕾细胞再生发生障碍，令人味觉减弱，甚至不能辨别味道，出现吃泥土、煤渣、纸张、墙面石灰、蛋壳、烟头等异食癖症状。

缺锌还会使消化功能降低、紊乱，导致儿童生长发育迟缓。处于青春期的青少年缺锌还会使青春期性发育障碍，第二性征发育不良。

锌这么重要，我们是不是要多补充呢？答案是否定的。因为锌是人体必需的微量元素，成年人每日需锌量仅为10～15毫克，而食物和水中都含有锌，所以我们一般不会缺锌。食物中含锌丰富的有蚝、牛肉、禽肉、豆类、核桃、瓜子、麦芽等。

二、人体的能源物质

你知道吗？机器运转需要电力或燃油提供能量，人体时时刻刻都在进行着运动、消化、呼吸等生命活动，这些生命活动也需要消耗能量，那么，是什么物质为人体提供了能量呢？

作为一种生物，我们的一举一动都需要消耗能量。能量从哪里来？答案是来自食物。食物当中的糖类、脂肪、蛋白质都可以在消化吸收之后进入细胞被氧化分解释放能量。这些能量就是人体的动力来源，它们可以供细胞存活，也可以为肌肉收缩、腺体分泌、神经传导提供能量。

对构成人体的细胞来说，最主要的能量来自葡萄糖的氧化分解。

糖类对人体有重要作用。食物中最主要的糖类是淀粉，淀粉经过消化变成葡萄糖被人体吸收。这些葡萄糖进入细胞之后，可以氧化分解为细胞提供能量。糖类也可以分解成一些中间产物，进而转变成某些氨基酸，用来合成蛋白质。如果摄入的糖类在进行这些活动后还有剩余，就会转变成脂肪。

脂肪是人体内良好的储能物质。1 克脂肪所含的能量相当于 2 克糖类或蛋白质所含的能量，脂肪平时储存在人体内，当长时间劳动、运动或生病食欲降低进食减少时，这些脂肪会被氧化分解，为人体提供能量。

蛋白质是生命活动的主要承担者。从人体细胞的构成到各种生命活动的完成，都离不开蛋白质，没有蛋白质就没有生命。人体有 8 种必需氨基酸，即赖氨酸、色氨酸、苯丙氨酸、甲硫氨酸、苏氨酸、异亮氨酸、亮氨酸、缬氨酸(婴儿再加上组氨酸)。这些氨基酸人体不能合成，必须从食物中获取。人体对食物中蛋白质的含量有一定要求。如果蛋白质摄入不足，婴儿和青少年会表现出发育迟缓、消瘦、体重过轻甚至智力低下等症状。一些劣质奶粉因掺入大量淀粉而导致蛋白质含量过低，长期食用这种奶粉的婴儿常因蛋白质摄入不足变成“大头娃娃”。这些婴儿表现为嘴唇青紫，头脸胖大，四肢细短，身体比例明显失调，智力也不如同龄孩子。

三、调节生命活动的小分子营养物质——维生素

你知道吗? 人体的生命活动极其复杂，既要有大量需求的大分子有机物，也要有各种各样的微量调节物质。维生素就是一类微量小分子营养物质。人体都需要哪些维生素?维生素在人体的代谢活动中有什么作用呢?

维生素是维持人体正常新陈代谢和生理功能的一类小分子有机物。人体需要的维生素有维生素A、B族维生素、维生素C等几十种。

问：人体能不能通过代谢活动自己合成维生素?

答：大多数都不能。维生素K、维生素B_6等能由肠道细菌合成一部分，多数还得依靠食物补充。

问：食物中的维生素能被人体直接利用吗?

答：有的能被直接利用，有的需要改造成人体需要的分子结构才能被利用。

问：维生素能为人体提供能量吗?

答：维生素既不是构成人体组织的原料，也不能为人体提供能量。

问：人体需要大量的维生素吗？维生素有什么用？

答：人体需要的维生素很少，需要量以毫克甚至微克为单位。维生素在新陈代谢的调节中起着十分重要的作用。

问：缺乏维生素有哪些症状？

答：不同维生素的缺乏症状不同。缺乏维生素 A 会引发夜盲症，儿童缺乏维生素 D 会引发佝偻病，缺乏维生素 B_1 会引发脚气病，缺乏维生素 C 会引发维生素 C 缺乏症。

问：怎样获取维生素？用不用额外补充维生素？

答：人体主要从蔬菜和水果中获取维生素，肠道中的某些微生物也能合成一些人体需要的维生素。只要不是偏食、挑食的人，正常饮食通常就可以满足人体对维生素的需求，不用额外补充。只有经过医生诊断，才能按需要补充维生素，以免摄入过多对人体造成危害。

第四章　人体的感觉

一、人体最大的器官——皮肤

你知道吗？ 生物与非生物的最根本区别是新陈代谢和繁殖。还有，生物体必须是能与外界环境分隔开来的独立的整体。将人与外界环境分隔开来的结构是什么？

人体和外界环境之间的界线主要是皮肤(图 4-1)。皮肤是人体最大的器官，占整个体重的 5%左右，如果算上皮下组织，可达到体重的 16%左右。人的眼睑、耳朵处的皮肤最薄，只有 0.5 毫米厚。手掌、脚掌处最厚的皮肤有 4 毫米左右。一个成年人的皮肤总面积大概有 1.65 平方米。你可以按照下面的公式计算一下自己的皮肤面积：体表面积(平方米)＝0.006 1×身高(厘米)＋0.012 8×体重(千克)－0.152 9。

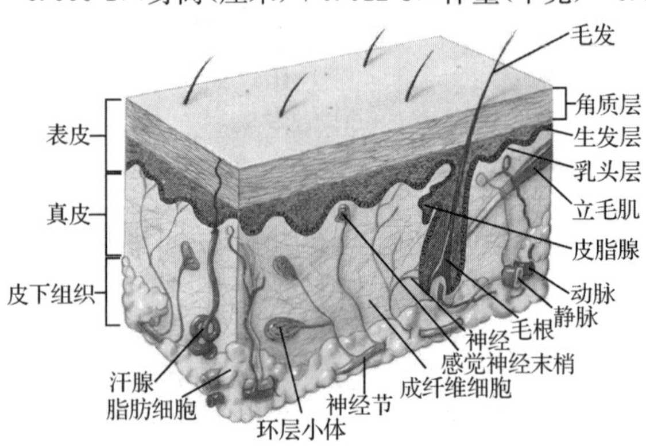

图 **4-1**　皮肤

皮肤有缓冲、减压、防御病原体侵入、保护内脏器官等作用。皮肤位于人体的表面，皮肤下面含有柔软的脂肪组织，可以对来自外界的摩擦、牵拉、冲击起到缓冲作用。皮肤表面的角质层可以反射紫外线，内部的黑色素细胞能吸收紫外线，这样可以防止紫外线伤害内部组织。皮肤也是阻止外界病原体侵入人体的天然屏障。当皮肤受到损伤时，如果不及时处理常会引起病原体感染。

皮肤既能保温，也能散热，对维持人体内环境的稳态有重要作用。皮肤表面约有250万个汗腺和丰富的毛细血管网络，可以帮助人体保持恒定的体温。当人处于炎热的环境中时，皮肤毛细血管舒张，血流量增大，汗液分泌增加，使人体增加散热。在炎热的夏天，一个人一天可以出汗4～5千克，在高温环境下工作的重体力劳动者能出汗20千克，这些汗液蒸发带走了大量热量，保持了人体的体温恒定。当人体处于寒冷环境时，毛细血管收缩，血流量减少，汗腺关闭，使人体减少散热。

人的皮肤还有呼吸功能。一般情况下，人体每天通过皮肤吸入的氧气约为3克。在高温环境下、重体力劳动时，通过皮肤吸收的氧气可以达到平时的2倍。

此外，皮肤还有分泌、排泄的功能。例如，皮脂腺能分泌皮脂，保持皮肤光洁细腻。汗腺能分泌汗液，汗液里含有尿酸、尿素等代谢废物，在人体出汗降温的同时也排出了代谢废物。人在天热的时候尿量减少，就是因为通过大量出汗排出了体内多余的水分。

由于皮肤有这么多重要的功能，我们要保护好皮肤，不要在阳光强烈的时候在室外待太长时间，平时要注意对皮肤的护理。对于皮肤烧伤、烫伤的人来说，皮肤受到了破坏，功能也受到影响，在参加劳动时或遇到高温时不能及时出汗，身体就会感到非常不舒服。

二、人的眼睛是怎么看到物体的?

你知道吗? 和数码卡片相机比，数码单镜头反光相机的中央处理器更复杂，镜片组数也更多，还可以更换镜头，所以数码单镜头反光相机拍摄的照片画质更好，图片更清晰，还可以设置不同的场景模式。人眼的体积小，成像清晰，可以自动变焦，不用更换镜头，能用一辈子，这些特点是最先进的数码单镜头反光相机也无法同时具备的。

人的眼睛(图 4-2)在幼年时就长到了固定的大小，眼球的直径大约有 24 毫米，一直到成年都保持这个大小，这就是为什么孩子的眼睛看起来比较大的缘故。人的一双眼睛相当于两台高清摄像机。在眼睛里面有一个相当于凸透镜的结构——晶状体。当外界物体反射或发出的光线通过晶状体之后，就会映在视网膜上。视网膜上的感光细胞会将光信号转变成电信号，传到大脑皮层。大脑皮层里的视觉中枢相当于计算机的处理器，能把这些神经信号转换成图像。这样，我们就能看到眼前的物体了。

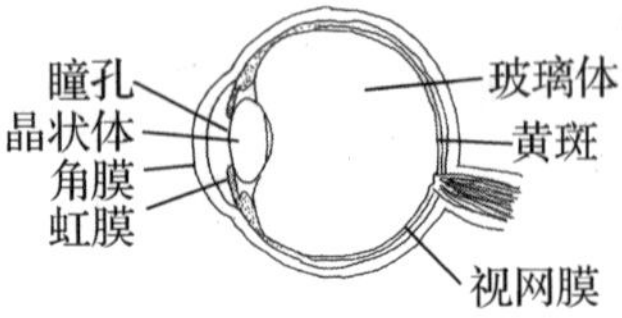

图 **4-2** 眼睛

人两眼之间的距离大约有一只眼睛的长度。只有当我们看到的物体位于我们正前方的时候，两只眼睛看到的像才是一样的，否则两眼的成像都有细微的差别。大脑皮层的视觉中枢就是根据这个细微的差别形成立体感，并确定物体的远近的。如果人的一只眼睛失明，仅靠剩下的一只眼睛就不能准确地判断距离，这样的人就不适合开车了。

人眼的视网膜上有 1.37 亿个感光细胞，其中 1.3 亿个对黑白视像十分敏感，0.07 亿个对彩色视像十分敏感。健康人眼看到的是非常清晰的彩色景象，相当于数码相机的 5.76 亿像素，比当前的任何一部数码相机成像都要清晰得多。人眼在成像的时候注意到重点目标的同时也会留意它前后左右的景物，比如我们在向某一目标看的时候旁边有移动的物体接近，我们也能及时发现。而目前最高级的相机也只能追踪拍摄选定的目标，目标前后左右的物体都非常模糊。这也可以说明人眼远远超越了当前最先进的相机。

现在，由于电视、计算机以及智能手机等新视觉媒体的普及，加上学习任务繁重，很多少年儿童患有近视。在佩戴眼镜之后，他们虽然也能看清周围的景物，但相比不患近视的人要模糊多了。长时间佩戴眼镜还会使眼睛和眼部的肌肉变形，摘了眼镜不美观。如果一个患近视的人佩戴隐形眼镜，还会增加眼睛感染细菌的机会，容易诱发眼部疾病。所以，少年儿童一定要爱护眼睛，预防近视。

动物双眼的位置一般与人类不同，结构也有差别，所以动物看到的世界和我们不一样。一般来说，它们只看清楚自己应该看清的物体，对没用的物体则看不清或干脆看不见，这是动物长期进化的结果。鸡是近视，对眼前的物体看得很清楚，对远处的物体看不清，这是它对啄食地面食物生活的适应。蜜蜂是红色色盲，狗是半色盲，猫是全色盲，所以它们看到的世界与我们看到的世界在色彩上不同。牛的眼睛很特别，它看别的物体都是放大的。

耕牛对主人的要求非常顺从，是因为在它眼中主人特别高大，值得尊敬。狗的眼睛看到的物体则比实际的低矮，在它眼中所有陌生的人和动物都软弱可欺，所以有“狗眼看人低”的说法。

三、人的鼻子是怎么闻到气味的?

你知道吗? 鼻子的结构与人的生活环境相适应。生活在温暖、潮湿地区的人，鼻子小而扁平；生活在寒冷、干燥地区的人，鼻子又细又高。从进化角度看，人和动物的鼻子结构不同，与生活环境、摄食方式等有关，每一种动物都通过自然选择进化出适合自己的鼻子。

空气从鼻孔进入鼻腔(图 4-3)，鼻腔表面覆盖着鼻黏膜，在鼻黏膜里有嗅觉感受器。这里含有多达 1 000 万个嗅细胞。嗅细胞靠近鼻黏膜表面的一侧有很多纤毛，人体通过这些纤毛感受进入鼻腔的气味变化。嗅细胞的另一侧通过嗅丝与大脑中的嗅觉中枢联系。在大脑中嗅觉被放大了 1 000 倍，所以人类的嗅觉是很敏锐的。人甚至能感受到每毫升空气中 10^{-8} 毫克的麝香。

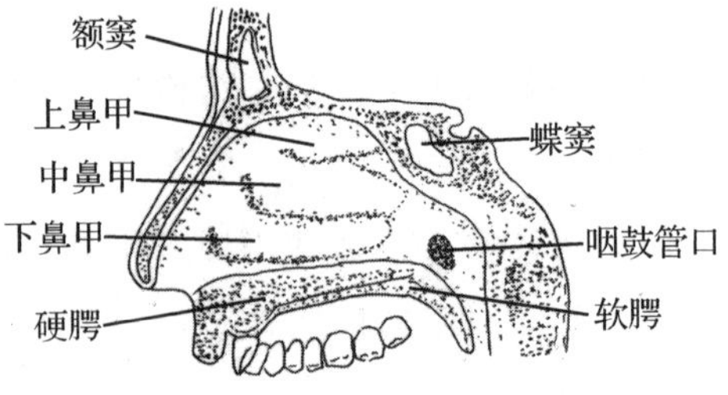

图 **4-3** 鼻腔

人的嗅觉很重要。在酿酒、制醋、品咖啡的时候都需要靠嗅觉判断品质，从事这些行业的人要有很灵敏的嗅觉。如果人长期在一个环境里，就会对这个环境里的气味不再敏感。这就是“入鲍鱼之肆久而不闻其臭”“进芝兰之室久而不闻其香”。人在衰老的时候嗅觉敏感度会降低，在患感冒或鼻炎的时候嗅觉敏感度也会降低。

除了嗅觉功能以外，鼻子还能过滤吸入空气中的尘埃，将冷空气变得温暖湿润，所以平时我们要尽量用鼻子呼吸，少用嘴呼吸。

要保持鼻子健康，就要懂得如何保护好自己的鼻子。平时不要挖鼻孔，擤鼻涕时要用纸巾包住慢慢擤出，不要用力过猛。鼻子出血时，要用手按住鼻子上方，再采用冷敷、冷水冲洗等办法止血，必要时要到医院就诊。

四、人的耳朵是怎么听到声音的?

你知道吗? 很多动物，如马、牛、羊、猫、狗，都能在一定范围内随意转动耳朵，让自己接收到更多的声波。你试着让自己的耳朵动一下，能做到吗?

人的耳(图 4-4)结构很复杂。人的耳郭很小，也不能转动，所以它几乎没有收集声波的作用。有个别人的耳郭可以一耸一耸地动，这是因为他的动耳肌比较发达，这是一种返祖现象，说明人类祖先的耳朵是可以转动的，在后来的进化中这种能力逐渐退化了。

当空气中的声波传入外耳道的时候，会引起鼓膜震动，与鼓膜相连的听小骨跟着震动，把声波传到耳蜗。在这个过程中声波

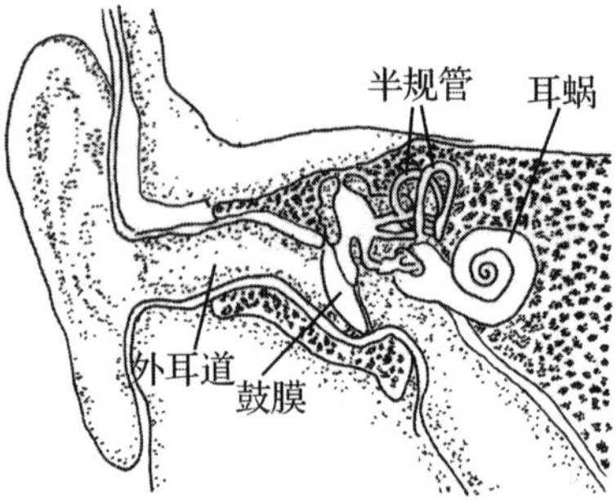

图 **4-4** 耳

震动被放大了 22 倍。耳蜗对声音进行初步分析之后，会把声音信号转变成电信号传给大脑皮层里的听觉中枢，在听觉中枢里产生听觉。

人类的听觉是比较敏锐的。人耳可以感知 20～20 000 赫兹的声波，而且能感受到在此范围内 0.1%的变化。人类的耳朵不但能判断声音的强弱，还能分辨声音的种类，以及它是从哪里发出的。

很多动物的听觉比人类敏锐。例如，狗能感受 15～50 000 赫兹的声波。

如果不注意保护耳朵，比如长期在噪声很大的环境中生活，就会使听力下降。一些药物，如氨基糖苷类抗生素，能引发耳蜗损害导致耳聋。还有的人自己随意掏耳朵导致耳道损伤甚至导致鼓膜损坏。我们平时要注意耳朵的保健，除了上面提到的，还应注意使用耳机时声音不宜过大，以免引起听力受损。

五、人的舌头是怎么尝到味道的?

你知道吗? *老虎的舌头上有很多倒刺，可以刮下骨头上的残*

肉。大食蚁兽的舌头约长60厘米，每分钟可以伸缩150次，这种特殊的舌头适合捕食白蚁。啄木鸟的舌头有类似弹簧刀那样的结构，可以在需要的时候伸出喙外12厘米，再加上舌尖上的短钩、舌面上的黏液，使它能轻易地钩捕藏在树皮下面的虫子。那么，人的舌头有没有特别之处呢？

人体是最复杂的生命体，人类用高超的智商解决了无数难题。在人体中，舌头这样的小器官是不是可有可无呢？

人的舌头表面，分布着许多乳头一样的小突起，被称为舌乳头。舌乳头上有味觉感受器——味蕾。从远古时期开始，人类的祖先就需要通过舌头辨识采集的食物。哪些食物能吃？哪些食物可以多吃？最简单、最原始的分辨工具就是舌头。放到嘴里咀嚼一下，通过舌头上的味蕾兴奋，让大脑皮层产生苦涩、恶心、厌恶等感觉的食物，就是不适于食用甚至有毒的；而那些让人产生愉悦快感的食物，一般来说就是我们定义为“好吃的”食物。

人体进食时，通过舌头的搅动，进入口腔的食物被充分咀嚼，有利于食物后续的消化吸收。舌头还有传送功能，通过舌头的挤压输送，咀嚼好的食物从口腔进入食道。不同的食物刺激舌头上的味蕾，让人感受到酸、甜、苦、咸、鲜等味道，进而引起大脑皮层产生愉悦和满足，体验享受美味的幸福感。

舌头还有另一个功能——辅助发音。你可以在讲话的时候注意一下舌头的变化，我们发出的不同声音与舌头和口型的变化有关。

如果同时用上万根钢针同时刺向你的肌肤，或是用一团烈火烫你一下，你会同意吗？但如果有人告诉你，有一种方法可以让你体验到这种感觉，却不会对你的身体产生任何伤害，你愿意尝试一下吗?

舌头能让我们安全地体验这种感觉，那就是吃辣椒。事实证明，除了人类，包括灵长类在内的其他哺乳动物都对辣椒非常排斥。如果有人将涂抹了辣椒水的水果给猴子吃，会使猴子暴怒而攻击提供食物的人。

为何人类对“辣”情有独钟呢?原来，在吃辣椒时产生的灼烧连带着疼痛的刺激下，人体会产生一些罂粟中才含有的阿片类物质，这类物质能缓解疼痛，让人产生幸福感。正是这种短暂而难得的幸福感，让很多人对辣椒欲罢不能。

那么，辣椒算不算毒品呢?美国宾夕法尼亚大学心理学教授保罗·罗津认为，辣椒不算成瘾物质，当然不是毒品。不吃辣椒的时候你也许很想吃，但不吃的话也不会怎么样。罗津认为，人类享受吃辣椒这种又痛又烫的感觉，其实是一种“良性自虐”，就像有人喜欢坐过山车和高空跳伞一样，这是一种靠心智征服躯体的体验，是一种人类才有的高智商行为。吃辣椒是一种安全的“体验危险”的生活方式，难怪很多人乐在其中了。

第五章　人体对外界环境的适应

一、人体对寒冷的适应

你知道吗？6 500 万年前，一颗小行星撞击了地球，导致地球表面长达数月甚至更长时间烟尘蔽日。气温大幅度降低使很多植物被冻死，体形庞大但不能调节体温的恐龙因冻饿而死，最终灭绝。当时新出现的哺乳动物体形小(只有现在的老鼠、兔子一般大小)，有完善的体温调节机制，在这种极端环境里幸存了下来，最终进化成地球上最高等的动物类群。

爱斯基摩人生活在北极圈附近，那里的冬季最低气温常常低到零下 60 摄氏度。过去爱斯基摩人住在用冰块和雪块搭成的小屋里，生活非常艰苦。现在，爱斯基摩人的生活也发生了翻天覆地的变化。他们住在通有暖气和下水道的木屋里，在严寒的冬季，房屋里温度也能达到 20 摄氏度。当爱斯基摩人从屋里走到屋外的时候，身体所处的环境温度有非常大的变化，但他们依然可以保持正常的体温，这是为什么呢？

原来，我们每一个人的身体都是一台非常精密、智能的机器，可以根据环境变化做出相应的调节，使身体保持相对恒定的体温。

当人来到寒冷环境中的时候，皮肤的冷觉感受器就会兴奋，它产生的神经信号经过传入神经传到下丘脑的体温调节中枢。体温调节中枢经过分析综合会发出指令，让甲状腺分泌甲状腺激素，让肾上腺分泌肾上腺素，这两种激素可以使机体的代谢加强，使产热增加。我们初到寒冷环境中的时候常常会冻得打哆嗦，这个“哆嗦”其实是骨骼肌在战栗，这样可以使产热成倍地增加。与此同时，皮肤毛细血管收缩，血流量减少，使通过血液循环散失的热量减少。在北方的冬天，医生给病人输液的时候不好扎针，就是因为天冷的时候血管收缩变细，不容易找准位置。天冷时人体还有一个变化就是立毛肌收缩，汗腺关闭，使汗液分泌减少，以减少通过汗液蒸发带走的热量。这时，我们会看到皮肤表面起了很多小疙瘩，这就是我们常说的鸡皮疙瘩。

总的来看就是在寒冷环境中机体的产热增加了，散热减少了，以利于维持正常的体温。

当然，我们身体的调节能力是有限的，如果这时仍然感到寒冷，可以通过运动增加产热，也可以多穿衣服减少散热，还可以回到温暖的室内。如果不及时采取这些措施，就会使人身体的产热小于散热，导致体温降低，严重时甚至会出现冻伤、冻死的后果。

一个从小生活在东北地区的学生如果到广州读大学，会觉得广州的夏天闷热潮湿，稍微一活动就汗流浃背，扑面而来的热气常常让人喘不上气来。但过一段时间，这种不适的感觉就会逐渐消失，外出活动时也不会出那么多汗了。等他放假回到家乡，就会感到东北的空气过于干燥，对皮肤不好，又开始怀念广州的天气了。

南方的天气也不总是那么温暖。到了冬天，再赶上寒流袭来的时候，人们常常觉得冰冷刺骨。这种突变的天气不仅南方人不适应，连“迁徙”过来的北方人也不适应。这是为什么呢？在北方，从夏天到秋天，再到冬天，天气是逐渐变凉再变冷的，人体逐渐适应了寒冷天气。如果因为冷空气的缘故，气温突然降低十几度，不论是南方人还是北方人，都会觉得不适应。

二、人体对炎热的适应

你知道吗？夏天，室外温度很高，很多人冒着酷暑工作。炼钢工人需要在炼钢炉旁边工作，环境温度更高。尽管环境温度很高，正常情况下这些人的体温并不会升高，这是因为人体可以通过迅速有效的调节来维持正常体温。

我们感觉最舒适的环境温度是23摄氏度左右。当处于炎热的环境中时，人体代谢减慢，产热减少。天热的时候我们会感到浑身无力，整个人懒洋洋地什么也不愿意做，就是因为天热的时候机体代谢会变慢。

天气炎热时，比较瘦的人手上、脚上会显出鼓胀的血管，这是由于气温升高使皮肤毛细血管舒张，血流量增加，以增加散热。这种散热属于辐射散热。较胖的人在天气炎热时血管也会舒张，只是由于皮下脂肪较多，看起来不如瘦人明显。

人的皮肤每平方厘米有300多个汗腺，天热的时候可以通过出汗来散热。我们常常在天热或剧烈运动的时候汗流浃背，这是由于立毛肌舒张，汗腺分泌汗液增加，通过汗液蒸发散失热量。当环境温度高于32摄氏度的时候，通过辐射、对流的方式散热几乎不起作用，此时出汗就是唯一有效的散热方式了。汗液和尿液的成分差不多，也含有水、无机盐、尿酸、尿素等。每天出出汗可以排出代谢废物，对身体是有好处的。由于出汗时不仅排出水分也丢失一些盐分，所以在高温环境中工作的人要补充一些淡盐水，以保持机体内无机盐的平衡。此外，汗液中还有少量的钙质，1 000 毫升汗液里约有 1 毫克钙质。一般人每天因出汗而流失的钙不太多，可以不用额外补充。炼钢工人等在高温环境下工作的人就要多吃一些含钙高的食物了。

三、人体对紧急情况的适应

你知道吗？人体能够根据需要进行精确的调节。在安逸的环境里，整个身体会放松下来进行休息和调整。在危险、紧张的时候，身体各个器官也进入了“迎战”状态，此时就会有超常发挥的事情发生。

在一个建筑工地里，一群工人正在三楼施工。突然有一个工人站立不稳掉落下来。就在这危急关头，在地面施工的工友快步跑上前去用双手接住了他。工人从三楼掉落，下冲的力量非常大，如果不是工友接一下，他会受重伤。现在，这个掉落的工人仅仅受了一点轻伤，接住他的人也没有受伤，真是让人虚惊一场。过后想一想，接住工友的工人并不十分强壮，他当时怎么就有那么大的力气呢？

在另一个工地里，一位母亲正在挖土，她的孩子在不远处玩耍。突然，有人喊道：“塌方了！塌方了！”这位母亲往那边一看，自己的孩子不见了，她急忙跑过去寻找。这时，她发现有一块几百千克的混凝土块下面可能有自己的孩子。只见她上去一下子就掀开了这块混凝土。幸亏混凝土搭在了两个大石块上，下面形成了一个小洞，而她的孩子正好藏在这个小洞里才毫发未伤。事情过后，这位母亲自己也想不明白，她当时哪来的那么大的力气呢！

除了上面举的两个例子，我们经常看到或听到某人在紧急情况下表现得特别有力气或跑得特别快等。这都是人体对紧急情况的反应。那么，人体是怎样做出这样的反应的呢？

原来，在危急关头或特别紧急的情况下，人体分泌的甲状腺激素、肾上腺素会增加。这些激素释放之后会促进新陈代谢，也会作用于神经系统，使人体对外界环境的反应变得更加灵敏。这些激素还会作用于骨骼肌，使骨骼肌收缩的力量增大，所以人在紧急情况下特别有力气，跑得也特别快。

生活中还有一种情况。下面是一位小学生的日记："一天早上，我和伙伴们在街上玩耍。突然，一只大黄狗猛地蹿了过来，我和小伙伴们都吓呆了，我的两条腿像灌了铅一样迈不开步，只听见自己的心在咚咚咚地狂跳。幸亏这只大黄狗站了一会儿就离开了，现在想想都后怕。"可能我们每个人都曾有过这种遇到突发状况呆立不动的经历，这就是人在紧急情况时的另一种反应。那么，这种反应是好还是坏？我们过后也会想，我当时怎么不拔腿就跑呢？其实，跑不一定获得好的结果。在遇到危险时呆立不动，会让狗消除敌意而停止进攻。拔腿就跑也许会让它疯狂地追上你撕咬。遇到熊时，原地不动会让它觉得你不是一个活物而放弃对你的进攻。所以呆立不动也是人长期进化来的一种适应紧急情况的反应。

四、人体对直立行走的适应

你知道吗？在高等动物当中，唯独人类能够长时间直立行走。

在人类进化的过程中，直立行走是与大脑、手的进化同等重要的事情。这种特殊的行走模式有什么优点呢？

在动物界，只有人类能够真正地直立行走(图 5-1)。由于直立行走，人体做出了很多适应。人的脊柱呈“S”形，有四个生理性弯曲，分别为颈曲、胸曲、腰曲、骶曲。颈曲和腰曲是凸向前方的，胸曲和骶曲是凸向后方的，这样就加大了胸腔和盆腔的容积，使肺和肠有了充足的发育空间。这使人不用拖着马、牛、羊那样的大肚子，这也是人直立行走的前提。

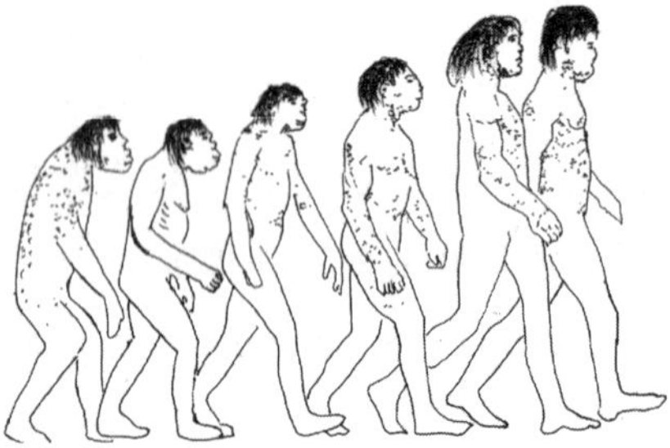

图 **5-1** 直立行走演化

在胚胎发育时期，脊柱的胸曲和骶曲就形成了。出生后三个月的婴儿，由于学坐和抬头的活动出现了颈曲。一岁半左右的时候，婴儿在学习站立和走路的过程中产生了腰曲。这些生理性弯曲使脊柱像一根大弹簧一样，能缓冲人在行走和跑跳过程中从脚上传来的震动和冲击，使脑组织不至于受到损伤。有人曾测定，在急行跳远的最后一步踏跳中，地面给人体的垂直反作用力可高达 4 000 牛顿，如果人的脊柱没有缓冲作用，这么大的冲击力造成的强烈震动就会直接作用于大脑，脑组织就会受到损伤，人非昏迷不可。由于“S”形脊柱的缓冲作用，当地面对人体的反作用力传到头部时，其作用力量可以被分散得非常小，所以人从事剧烈运动时，一般不会震坏大脑。另外，腰曲使身体重心的垂线后移，有利于维持身体前后平衡，保持直立姿势，加强稳固性。

正在生长发育的少年儿童要注意正确的坐立和行走姿势，以免脊柱发生侧弯或形成驼背。出现这些异常之后不但姿势形体不美观，而且还会压迫内脏器官，影响发育。

人由于要直立行走，下肢需要承担上半身的质量，所以下肢骨变得非常粗壮。而在直立行走的时候，全身的质量又都作用在脚上，人对这一点如何适应呢？原来，人的足部骨骼和肌肉形成了向上凸起的足弓，足弓使足具有一定的弹性和灵活性，这样可在走、跑、跳跃等活动中减小地面对人体的反作用力，避免因剧烈震动而引起的痛苦或创伤及对人体器官产生不良的影响。

有些人由于遗传因素导致足骨形态异常、足纵弓塌陷形成扁平足，有些人则因为肌肉萎缩、韧带挛缩或慢性劳损等原因形成扁平足。扁平足缺乏弹性，足部易疲劳，长期运动或负重之后会有足部及下腿部酸痛的现象，在运动时也不够灵活。如果是后天出现的扁平足，要及时到医院就诊，经治疗和锻炼可以康复。

五、奇妙的“人体时钟”

你知道吗？在人体内，有一个看不见摸不着的系统在时刻调节着我们的生命活动，这就是生物钟。

人体有许多有规律的活动。例如，每隔一段时间你就会感到饥饿，早上的时候精神头比较足，到了夜间就会感到困倦，等等。如果我们将人体一天内的周期性变化进行梳理，就会发现这样的规律。

1：00，多数人已经入睡3～4小时，由入睡经过浅睡眠，进入深睡眠的阶段。此时，容易做梦，对疼痛敏感，有些疾病容易加重。

2：00，人体大部分器官都进入休整阶段，但肝脏还在工作，把食物中的营养物质转变成人体需要的物质，将有害的物质分解成无害的代谢产物。

3：00，进入全身休息阶段，此时肌肉放松，心跳减慢，血压降低，呼吸变得缓慢而悠长。

4：00，呼吸依然很慢，血压更低，肌肉供血量达到最低，人体仍处于全身休息状态。此时，人体的听觉非常敏锐，容易被细小的声音惊醒。

5：00，人体已经经历了3个浅睡眠—深睡眠周期，身体已处于觉醒状态，如果此时起床，人体就能很快进入精神饱满的积极状态。

6：00，人体已经彻底清醒，体温、血压开始升高，肾上腺皮质激素分泌增加，人体处于苏醒的活跃状态。大脑的思维开始活跃，容易接受新鲜事物，记忆力非常好，是背诵的一个好时机。

7：00，肾上腺皮质激素的分泌量达到高峰，血液流动加快，体温从睡眠时较低的状态恢复到较高的水平，人体免疫力提高。

8：00，肝脏已经将前一天产生的有害物质全部分解，人体的休憩调整彻底完成，机体进入精神饱满的工作状态。此时，大脑思维比较活跃，为一天当中一个比较好的记忆期。

9：00，甲状腺激素、肾上腺皮质激素保持较高的水平，心脏进入积极工作的状态，整个人显得精力充沛。大脑的思维保持活跃状态，记忆力良好，是开展各项工作的最佳时期。

10：00，机体保持积极的活跃状态，体力、精力都处于旺盛的高峰，大脑的联想能力达到最佳，是创造发明的最佳时机。

11：00，机体依然保持积极的活跃状态，而且非常有耐力，工作中不易显得疲劳，能胜任工作、学习的各种任务。

12：00，机体虽然还处于积极的活跃状态，但能量供应已经不足，饥饿的感觉越来越强烈，需要进餐补充各种营养物质和必要的能量。此时，机体对酒精比较敏感，如果中午饮酒，下午的工作会大受影响。

13：00，人体的一个兴奋阶段已经过去，整个身体略显疲劳，神经系统的兴奋性也明显降低。此时，只需午睡半小时左右，身体就能逐渐恢复到积极的活跃状态。

14：00，身体还没有恢复到最佳状态，大脑的反应比较迟钝，记忆力较差，逻辑思维能力也不强。此时学习，效率会比较低。

15：00，肾上腺皮质激素水平升高，人体代谢加强，大脑思维活跃，工作、学习能力逐渐恢复。

16：00，午饭食物中的营养物质已经消化吸收完毕，由肝糖原缓慢水解补充血糖，血糖水平在一天当中处于最高，看起来脸上红扑扑的，进入一天当中第二个适宜开展工作的时期。

17：00，此时人体反应敏捷，思维活跃，可以持续工作、学习而不容易疲劳，也可以进行适当的体育锻炼。

18：00，此时人体的反应逐渐变慢，身体略有疲劳，饥饿感增强，是进餐补充营养物质和能量的时间，也是身体适当休整的好时机。

19：00，属于晚饭后的适当休整期。此时是一天当中心理和情绪最不稳定的时间，容易冲动、发火。也是人体容易发生过敏反应的时间。此时应该进行舒缓的户外活动，如散步，聊天等。

20：00，由于白天吃了3顿饭，喝了很多水，还吃了一些零食，摄入的食物、水分达到高峰，人的体重也达到了一天当中的最大值。此时头脑清醒，是学生复习功课的好时机，人体反应迅速而敏捷。

21：00，大脑思维活跃，记忆力非常好，学生可以利用这段时间背诵记忆等。

22：00，人体呼吸、心跳减慢，激素分泌减少，体温开始下降，此时人体的免疫力最好，但整个身体处于需要休息的状态，如果不及时睡觉会饱受困意侵扰，哈欠连连，无精打采。

23：00，人体进入休息状态。身体内部开始进行细胞的修复工作。

24：00，人体进入深度休息状态。细胞的修复工作达到高潮，一些衰老死亡的细胞被新产生的细胞替换，为新的一天做好细胞水平的准备工作。

人体内的生物钟是如何工作的？这个机制目前还不十分清楚。但我们可以知道，生物钟的工作既与体内的神经调节、体液调节有关，又与环境条件有密切关系。我们不难看出，上面所讲的人体24小时的周期性变化，与人白天从事生产活动、晚上睡眠休息的生活方式相适应。如果环境条件改变了，人体也能够做出适应性的调节。比如，一个人乘飞机从北京到了纽约，就会有大约12小时的时差，在北京是中午12点的时候，纽约却是夜间12点。这就会给人造成黑白颠倒的感觉，人体就会产生许多不舒服的症状。一段时间后，人体的生物钟根据当地的情况调整过来，人体就不会感到不适了。

第六章　人体的衰老与疾病

一、我们为什么会慢慢变老?

你知道吗? 人生七十古来稀，健康长寿一直是人们的美好愿望，甚至有很多人梦想着长生不老。古代甚至有很多方士炼丹以求制得“长生不老药”。火药就是我国古代炼丹师在炼制“长生不老药”时发明的。

生老病死是自然法则。不管是谁，出生之后都要经历幼年、少年、青年、中年、老年，最后死亡。那么我们为什么会慢慢变老呢?这是古往今来人们都关心的问题，也是科学家尚未解决而正在探索的一个自然之谜。

人体的衰老，实际上是构成人体的细胞普遍衰老的过程。科学家发现，构成人体的细胞寿命都有一定的限度。胎儿的细胞在体外培养条件下，分裂 50 次左右才衰老死亡。随着年龄增大，细胞分裂次数逐渐减小。20 多岁年轻人的细胞在体外培养条件下，分裂次数已经减少到 30 次左右。70 岁以上老人的细胞，放在培养液中，样子干瘪而且有很多分叉，只能分裂 10 多次，并且代谢能力明显降低。所以，即使在人工培养条件下，即使采用最好的培养方法，也挽救不了细胞衰老的命运。这说明细胞内部似乎有一个时钟，除了癌细胞，正常细胞都要走向衰老死亡。

人的大脑皮层中约有 140 亿个神经元，25 岁以后，每天约有 10 万个神经元死亡。但不同人的神经元死亡的速度不同，神经元死亡快的人 60 岁时就可能因为脑萎缩患阿尔茨海默病。成年女性的心脏约重 300 克，而 85 岁的老奶奶的心脏只有大约 180 克。成年人肾脏约重 150 克，85 岁时约重 90 克。人的免疫力在 30 岁时达到顶峰，40 岁以后逐渐降低。48 岁左右多数男性眼睛开始发花，50 岁左右女性月经停止，60 多岁的人脸上皱纹逐渐增多并且出现老年斑，有些人开始行动迟缓、步态蹒跚。

这些衰老的现象让我们感到衰老的神秘。越是神秘的事物，越能引发人类探索的欲望。下面我们就从各个方面了解一下人体的衰老。

衰老有哪些表现?

慢性炎症

我们常看到年老体弱多病的人。多数老年人的身体都有这样或那样的毛病。随着年龄增长，人体器官也在逐渐衰老。在这些器官功能逐渐减退的同时，人体的免疫功能也逐渐下降，各种病原体乘虚而入，人体发炎的器官越来越多。例如，有的老年人患有慢性关节炎，有的患有慢性支气管炎，有的患有慢性前列腺炎，有的患有慢性盆腔炎等。

基因突变

衰老的细胞抵御外界干扰的能力降低，容易因外界环境的变化而改变细胞结构和代谢过程。许多外界环境物质或人体内部因素的影响都能导致人体内的原癌基因被激活，抑癌基因被抑制，诱发癌症。过去，我国有些地区在进行工业生产的时候不注意保护环境，一些有毒、有害的工业废气、废水、废渣没有经过处理就直接排放到环境中了。在这些废物当中，有些化学物质有致癌性。

除了环境污染会导致人体出现癌变，人体在衰老的过程中也会因为代谢产物的积累等原因出现基因突变，大多数的基因突变是有害的，会使人患上各种各样的疾病，包括前面提到的癌症。

细胞能量枯竭

随着人体衰老，细胞内积累的代谢废物逐渐增多，此时细胞中的“动力工厂”——线粒体逐渐被细胞积累的各种有害物质破坏。线粒体数量不足或功能不强都会导致细胞能量不足。能量是各种生命活动的动力，线粒体损伤会引起各种病变，如心肌梗死、肌肉组织衰退、慢性疲劳、神经性疾病等。

神经系统老化，激素失衡

我们身体里的细胞在神经和激素的调节下，才能和谐地同步工作。人步入老年后神经系统老化，反应迟钝，调节不灵；激素分泌也失去了平衡，机体代谢缓慢，无法对环境变化做出积极有效的应对。神经系统和内分泌系统的退化，会引发各种疾病，包括抑郁症、骨质疏松、冠状动脉硬化等。

钙化作用加强

钙离子通过细胞上的特殊通道进出细胞。身体衰老后，这些通道遭到破坏，导致脑细胞、心瓣、血管壁里积聚过多的钙。这使老年人的血管变硬变脆，在紧张、应急等情况下加大血液供应的时候，老年人容易因毛细血管破裂导致脑出血等疾病。

酶促反应失去平衡

细胞内的代谢活动是通过各种各样的酶促反应完成的。随着机体逐渐衰老，机体内的酶促反应渐渐失去平衡，失衡首先发生在大脑和肝脏中。大脑是人体的神经中枢，肝脏是人体的代谢和排毒中心。大脑代谢异常会导致各种神经系统疾病，肝脏代谢异常会导致毒素排不出去而使机体中毒或造成组织损伤。在人体的功能系统中，脂肪也起到了重要的作用。但脂肪需要分解为甘油和脂肪酸才能进一步氧化。随着年龄越来越大，分解脂肪酸所需要的酶开始不足，人体逐渐出现了因能量供应不足导致的心律不齐、关节退化等疾病。老年人还容易疲劳、皮肤发干，也是由于缺乏代谢所需要的酶，导致能量不足、代谢缓慢才出现的症状。

消化酶数量不足

随着机体衰老，胰腺等消化腺功能逐渐减退，人体的消化酶数量不足。这使老年人的消化机能逐渐减退，经常出现消化不良的症状。所以，老年人的食物应该以松软、易消化、营养丰富的食物为主，少吃油炸、油煎的食物，多吃蒸、煮、炖的食物。

血液循环衰竭

步入老年之后，动脉壁上沉着物增多，动脉壁变厚，血管腔变得狭窄，人体容易出现冠状动脉硬化等疾病。老年人毛细血管的弹性降低，容易因紧张、劳累等各种原因破裂，导致中风不语、突发脑出血等。

衰老的原因是什么?

引起人体各种组织、器官衰老的原因是什么呢？随着科学的发展，科学家提出了各种学说解释衰老的原因，其中影响较大的有四个学说：遗传基因学说、自由基学说、免疫功能下降学说和中医肾虚学说。

遗传基因学说

该学说认为，生物的生长、发育、衰老和死亡是由基因控制的程序化运动。这些基因就仿佛是人体的时钟，通过一系列的基因程序来控制人体的生命活动，其中也包括细胞衰老的进程。

自由基学说

该学说于1956年提出，后来又经过不少学者的补充和完善。什么是自由基呢？科学家的解释是：细胞中的原子是由原子核和核外电子组成的。电子通常是成对出现的，当原子或分子含有一个或更多不成对电子时，就成了自由基。常见的自由基有超氧化物自由基、羟基自由基、过氧化脂质、过氧化氢、单线态氧。这些自由基里没有配对的电子特别不稳定，要寻找其他正常原子的电子配对，这样就改变了正常分子的结构，导致一系列具有侵犯性的自由基产生。人体内部本来存在着自由基清除系统，但随着年龄增大，清除系统的功能减退，导致自由基增多。例如，众所周知，氧是提供能量的保障，但氧也可能变成生命的杀手。通常，吸入体内的氧气有98%被正常利用，其余变为氧自由基，又称活性氧。它们带有一个或多个不成对电子，成为活跃的、不安定的自由基，这些自由基就会与那些处于稳定状态的基团结合，从而影响相关分子的结构，这些分子结构改变后，又可以形成新的自由基，它们再去破坏其他的正常分子，这样就像引发了多米诺骨牌一样引起一系列生命活动的紊乱。而且这个紊乱是持续的、越来越严重的。就像铁会生锈一样，原本平滑坚固的铁，经过缓慢、长期氧化就变成锈迹斑斑的废铁。氧化会破坏物质原本的结构，氧自由基“腐蚀”正常细胞，会使细胞衰老，最终导致人体产生各种疾病。自由基如果攻击DNA，还会造成DNA损伤与基因突变。这就是为什么人进入老年病会越来越多、越来越重。

免疫功能下降学说

该学说认为，人到中年以后，由于免疫系统的功能下降，容易感染外界病原体或患上自身免疫病。这些疾病造成的机体损伤会引发机体代谢功能降低，导致衰老。免疫系统功能下降还会导致免疫系统不能及时识别、消灭机体的癌变细胞，以致这些癌细胞大量增殖引发癌症。

中医肾虚学说

该学说认为，肾为人体先天之本、生化之源。肾虚的人泌尿、生殖、内分泌、神经等系统都容易出毛病，这些毛病又会引发其他疾病，使人体处于体弱多病的状态，而这种状态是衰老的主要特征。

怎样预防衰老？

要预防衰老，其实也没有特殊的办法。有的广告说吃了某某保健药品就会年轻 10 岁，甚至返老还童，这是不客观的。最好的办法还是保持健康向上的心态，从小事做起，从日常生活中的习惯做起，才能有效地延缓衰老。

起居有常

生活规律，就是指一天的安排要形成良好的规律，就是指起居有常。首先，保证充足的睡眠，不过早起床也不经常熬夜。充分休息可以让消化系统分泌较多的消化酶，有利于营养的消化吸收，使人有充沛的体力去工作。

可根据一年四季适当调整起居饮食时间，即中医所说的“顺应四时”，这也符合我国古代思想家庄子提倡的“天人合一”思想。生活有规律可以使人体的疲劳得到及时缓解，从而保证各个系统持续地正常工作。

饮食有节

不要暴饮暴食、食无定时、食无节制、挑食偏食。如果饮食没有节制，很可能会出现胃肠炎等消化系统疾病。即使不出现这些疾病，也会造成营养过剩，或营养不均衡，从而出现高血脂、高血压、糖尿病、肥胖等饮食不合理引发的疾病。过量饮酒可造成脂肪肝及酒精性肝硬化。所以，青少年时期就要养成良好的饮食习惯，如果在青少年时因为饮食不规律、不合理得了胃肠疾病，就会影响以后的工作和生活。人到中年后，要多吃蔬菜、水果和高蛋白食物(如牛奶和鸡蛋等)、低脂肪食物，这样可以预防心脑血管疾病或延迟一些中老年疾病的发生。老年人最好在家吃饭，因为在家中可根据身体情况做到营养合理、荤素搭配、食量适度。

适当运动

现在有很多人因为工作忙，抽不出时间运动。要想增强体质、提高抵抗力，还是要坚持每天适量运动的。生命在于运动，再忙也不能拿自己的健康不当回事。适度的体育锻炼可以促进血液循环和新陈代谢，调节神经系统的反应能力，增强和提高免疫力；运动还可以增进食欲，提高睡眠质量。在锻炼身体的时候，要根据自己的年龄、身体状况采取合适的锻炼方式，如爬山、散步、跑步、游泳、打球等。还要注意锻炼前的准备、锻炼中的运动限度和锻炼后的休息保养这三个环节，这样才能达到锻炼的最佳效果。

二、糖尿病的症状、病因与防治

你知道吗？国际糖尿病联合会 2015 年发布的糖尿病调查数据表明，在 20～79 岁的人群中，平均每 11 个人就有 1 个糖尿病患者，全球大概有 4.15 亿糖尿病患者，还有 3.18 亿人有很高的糖尿病发病风险。中国是世界上人口最多的国家，也是糖尿病患者最多的国家，2015 年达到了 1.096 亿。根据当前的经济和社会发展趋势，预计到 2040 年，中国糖尿病患者总数可能达到 1.507 亿。

随着人民生活水平的日益提高，患糖尿病等“富贵病”的人越来越多。糖尿病已成为继肿瘤、心血管病之后的第三大严重威胁人类健康的慢性疾病。常见的糖尿病是由胰岛 B 细胞的破坏或功能衰竭造成的，有遗传倾向。据调查，大约 4%的人一生中的某个时期可能发生某种程度的糖尿病。

老年人，尤其是肥胖者，常发生轻度的糖尿病。他们若是一直吃得很多，血糖浓度就不会下降，但节制饮食，血糖常能恢复正常。肥胖导致糖尿病的原因是血液内脂肪酸过多，从而抑制了葡萄糖的代谢。

糖尿病的症状

患病早期常常没有明显的症状。发展到症状期，临床上会出现“三多一少”，即吃得多、喝水多、尿多、体重减轻，中医称为消渴症。

多食——经常感到饥饿，食欲明显增加。

多饮——经常感到口渴，饮水多。

多尿——排尿次数增加，尿量增多。

消瘦——体重明显下降。

此外，发展到症状期之后，人体的一些器官也会出现相应的病变。

眼睛——视力下降，甚至失明，也可能引起白内障、青光眼等疾病。

四肢——上下肢尤其是下肢出现隐痛、刺痛、烧灼样痛，甚至出现麻木感，夜间或寒冷季节加重。

皮肤——面色红润，皮下出血或淤血，甚至出现浅表溃疡，多见于足部。

其他——慢性腹泻或便秘，少数患者出现心律失常，甚至有猝死的案例。

糖尿病的病因

根据发病的机理不同可以把糖尿病分成四种类型，妊娠糖尿病和特殊型糖尿病属于比较少见的类型，发病率最高的是 1 型和 2 型糖尿病。

1 型糖尿病，又称胰岛素依赖型糖尿病，属于一种自身免疫病，多见于儿童和青少年。1 型糖尿病的特点是起病急，"三多一少"症状明显，易发生酮症，有些患者刚被发现时就有酮症酸中毒的并发症。1 型糖尿病的血糖水平波动较大，空腹时胰岛素水平很低。这一类型糖尿病患者需要注射外源性胰岛素，否则会反复出现酮症酸中毒，甚至会导致死亡。

2 型糖尿病，又称非胰岛素依赖型糖尿病，约占糖尿病病例总数的 90%，多发于 40 岁以上的成年人或老年人，有明显的遗传倾向。2 型糖尿病的特点是起病缓慢，"三多一少"症状不明显，患者一般体形较肥胖，病症较轻，不少人甚至没有明显症状，较少出现酮症。由于症状不明显，这类糖尿病往往在体检时或在因其他疾病就诊时才被发现。多数患者在控制饮食的同时结合口服降糖药就能控制血糖。个别患者病史较长(大于 20 年)，形体消瘦，年龄较大，会出现胰岛素水平低下，这时就需要注射胰岛素治疗。

从根本上说糖尿病的发生是由于胰岛素绝对或相对不足而引起的糖类、脂肪、蛋白质和继发的维生素、水、电解质代谢紊乱。

正常人的血糖含量为1升血液中含0.8～1.2克葡萄糖。在由肾脏形成尿液时，经过肾小球的滤过作用形成原尿，原尿中的葡萄糖浓度与血浆中的一致，正常人能通过肾小管和集合管把原尿里的葡萄糖全部重吸收回来，所以正常人的尿液里是没有葡萄糖的。糖尿病患者由于胰岛B细胞受损，胰岛素分泌不足。而胰岛素是唯一能降低血糖浓度的激素，当它分泌不足时，血糖浓度就会升高。当血糖高于1.6～1.8克/升时，肾脏就不能把原尿里的葡萄糖全部重吸收回来。一部分葡萄糖就随着尿液排出了。如果经医学检查发现空腹时血糖浓度高于1.3克/升，就称为高血糖。餐后血糖浓度1.6～1.8克/升结合尿糖检验存在，就可以确诊患有糖尿病了。

胰岛素的发现

1889年，俄裔医学家奥斯加·明可斯基和德国医学家胡思·梅林为了研究胰腺的消化功能将一只狗的胰腺摘除。他们在无意中发现这只狗的尿液上爬满了苍蝇，而其他狗的尿液上几乎没有苍蝇光临。后来他们化验了这只狗的尿液，发现其中含有糖，这是尿液吸引苍蝇光顾的原因。再进一步观察这只狗，他们发现这只狗在摘除胰腺之后出现了和糖尿病患者一样的症状：多食、多饮、多尿、体重减轻。这让他们推测，糖尿病应该与胰腺有关。

后来一些学者根据明可斯基和梅林的实验进行了进一步研究。按照一般的思路，既然摘除胰腺能让狗患上糖尿病，那饲喂或注射胰腺研磨液之后糖尿病症状就应该减轻。但他们这样做以后狗的糖尿病病情并没有得到好转。这使糖尿病的研究陷入了僵局。

1920年的时候，加拿大年轻的外科医生弗雷德里克·班廷读到了一篇病理报告。这篇报告写到，一位结石阻塞胰管的患者发生了胰腺萎缩，可这个人却没有患糖尿病。这让他想到，萎缩的胰腺里应该有能够治疗糖尿病的物质，于是萌生了提取这种物质的想法。可是，他当时刚参加工作不久，又是在医院工作，根本没有相关的设备和仪器，甚至连实验用的狗也没有。

班廷想到了多伦多大学生理学教授约翰·麦克劳德，他有专门的生理学实验室，里面不但有班廷所需要的仪器设备，而且有很多实验材料——狗。于是班廷找到麦克劳德阐明了自己的想法。作为资深的生理学家，麦克劳德对前人研究糖尿病的过程了如指掌，对其中的艰辛也心知肚明，所以他对班廷的想法不以为然，断然拒绝了班廷的请求。后来恰逢麦克劳德要回老家苏格兰度假，无人照看实验室，他才勉强同意让班廷在他的实验室里研究两个月。

班廷将狗因结扎而萎缩的胰腺磨碎，将制成的提取液注射到患糖尿病的狗的静脉里，结果这只狗的糖尿病症状减轻了。这个结果验证了他的推测。于是他开始尝试从萎缩的胰腺里提取胰岛素，但由于他缺乏相关的知识和技术，没有成功。

正在这个时候，外出度假的麦克劳德回来了。听了班廷的汇报，他意识到这是一个非常重要的发现，于是他决定和班廷一起从事提取治疗糖尿病的物质的工作。经过一年多的努力，他们提取到了比较纯净的物质，并将其命名为胰岛素。在给一个 14 岁的糖尿病患者注射了胰岛素之后，这个患者的血糖得到了有效控制。

但班廷和麦克劳德提取的胰岛素还不特别纯净，产量也非常低，还不能满足普通患者的需要。为了解决这个难题，他们与制药厂合作，成功地从由屠宰场取得的动物的胰脏中，分离出更为纯净的胰岛素，而且产量也大大提高，可以进行推广使用了。

1923 年，班廷和麦克劳德因发现胰岛素而获得了当年的诺贝尔生理学或医学奖。班廷将自己的奖金与助手查尔斯・贝斯特平分，麦克劳德也宣布将奖金与自己的合作者詹姆斯・柯利普共享。

需要指出的是，当年班廷等人分离的胰岛素还有很多杂质。胰岛素真正的纯化和结构测定，是 1955 年由英国生化学家弗雷德里克・桑格完成的，桑格也因此获得了 1958 年的诺贝尔化学奖。

1977 年 6 月，美国哈佛大学的研究人员将老鼠的胰岛素基因转移到大肠杆菌里，利用大肠杆菌生产出了老鼠的胰岛素。

1978 年 9 月，美国加利福尼亚大学的研究人员将人的胰岛素基因转移到大肠杆菌里，生产出了人的胰岛素。

现在，用 2 000 升细胞培养液就能提取出 100 克胰岛素，相当于从 1 吨猪胰脏中提取出来的量，而且价格比原来也大大降低，这为全世界的糖尿病患者带来福音。

糖尿病的治疗与研究进展

对于轻微的糖尿病，只要注意饮食再配合口服降糖药就可以了。对于严重的糖尿病，要采取注射胰岛素的方法治疗。当然，一定要到医院进行检查，让医生根据病情采取相应的治疗措施。

糖尿病患者一开始血糖浓度也是正常的，为什么后来却升高了呢？最新研究表明，人类 11 号染色体上的一个基因与糖尿病有关。糖尿病患者体内催化胰岛素前体转变为胰岛素的特异蛋白酶变异或丧失活性，导致他们的胰岛 B 细胞分泌的胰岛素是不成熟的。这样的胰岛素降糖作用很低，就导致了患者出现高血糖和糖尿症状，这是糖尿病的一种患病原因。此外，如果细胞质膜上胰岛素的受体异常，血液中即使不缺乏胰岛素，细胞也接收不到，人也会患上糖尿病。既然弄清了病因，相信不久的将来就可以从根本上治疗糖尿病了。

三、你对癌症了解多少?

你知道吗? 生物体的体细胞都是由受精卵通过有丝分裂增殖而来的，这个过程是高度程序化的，什么时候，由哪些细胞怎样形成上皮组织、肌肉组织、神经组织、结缔组织等，以及怎样由这些组织构成各种器官，还有这些细胞什么时候死亡、被怎样的新细胞取代，甚至产生新细胞时要分裂几次，都是有着严密的程序的。这些程序是由细胞核里染色体上的基因控制的。

在个体发育以及后来的自我更新过程中，绝大多数的细胞能够正常地完成细胞分化。但是，有的细胞由于受机体内部因素或外界因素的影响，变成了不受机体控制的、连续分裂的恶性增殖细胞，这种细胞就是癌细胞。

致癌因子有哪些?

引起细胞癌变的致癌因子，可分为物理因子(电离辐射、X 射线、紫外线、核辐射等)，化学因子(砷、苯、煤焦油等)，生物因子(病毒等)。例如，第二次世界大战期间，美国向日本投了两颗原子弹后，强烈的核辐射导致很多人患上癌症死亡。癌症的发生与人的饮食习惯、生活方式等也有密切的关系。例如，高糖、高脂肪、低纤维的饮食习惯易导致结肠癌；食品中的硝酸盐、亚硝胺、黄曲霉素对肝癌有诱发作用；常食烟熏食品的人群胃癌高发；吸烟可诱发肺癌、胃肠癌；苯类物质易诱发膀胱癌；射线辐射是诱发白血病的重要因素。根据各种因子致癌概率的大小，可以将致癌因子分为五类(表 6-1)。

表 6-1 致癌因子分类

致癌级别	作用	举例
1 类致癌因子	对人类致癌	太阳辐射、烟草、含酒精饮品、空气污染
2A 类致癌因子	很可能致癌	高温烹炸食品、甘草膦
2B 类致癌因子	有可能致癌	腌菜、药用芦荟
3 类致癌因子	致癌证据不足	染发剂、磁场
4 类致癌因子	不太可能致癌	己内酰胺

癌细胞有什么特点?

能无限增殖

在人的一生中，体细胞能够在基因的控制下分裂 50～60 次，然后就终止分裂了，而癌细胞却可以长期分裂下去。在生物学和医学研究中，常用海拉细胞进行各种科研实验。这些海拉细胞来自美国妇女海莉耶塔·拉克斯的宫颈癌细胞。她在 1951 年已经因癌症去世了，但她的癌细胞直到今天还被当作实验细胞使用。

细胞的形态结构发生了变化

例如，正常的成纤维细胞呈扁平的梭形，成为癌细胞后就变成球形的了。

细胞表面也发生了变化

由于细胞质膜上的糖蛋白等物质减少，细胞之间黏着性降低，导致癌细胞容易在机体内扩散和转移。

癌细胞人人都有

癌细胞几乎人人都有，这并非危言耸听。

病理学家经过大量尸体解剖和病理检查后发现，死亡原因虽然不同，但几乎每个人的体内都能检查出癌细胞。只不过绝大多数人体内癌细胞很少，尚未形成癌肿，人们并无任何不适，只有通过病理切片在显微镜下放大后才能看到。

细胞是人体结构和功能的基本单位，人体细胞在增长、衰老、死亡过程中，在外界电离辐射、化学物质污染、不良饮食和体内环境改变等许多致癌因子的伤害下，一生中一个癌细胞都不出现几乎是不可能的。

癌细胞不按正常细胞生长、成熟、死亡的规律，而呈无限制地迅速增殖，破坏正常人体组织和功能。正常细胞形成癌细胞是一个漫长的过程，待人们感到不适，往往为时已晚。细胞在致癌因子的作用下，首先形成核异质细胞，呈不典型增生，人体通过自身免疫可以消除这些核异质细胞，不典型增生绝大部分可被逆转。但如果致癌因子较强，持续存在或人体免疫能力下降，核异质细胞、不典型增生就可发展为癌细胞或重度不典型增生(癌的病变)。劫后余生的癌细胞迅速无节制地繁殖生长，就形成了“一点癌”，甚至较大的癌肿。从核异质细胞到癌肿形成有时甚至有 15 年至 30 年之久。

癌肿发展到一定程度，人们就会感到不适，去医院就医。虽然医生可通过核磁共振、计算机体层摄影(CT)、B 超、胃镜等检查发现癌肿，但往往为时已晚，癌肿早已扩散和转移，丧失了治疗良机。

癌症怎么治疗?

癌症虽然凶险，但人类也不会束手待毙。近些年来，随着科技的进步和医学的发展，治疗癌症的手段越来越多，有些癌症已经不再是不治之症。胃癌、乳腺癌、宫颈癌、大肠癌和皮肤癌等疾病，如果早发现，对症治疗，治愈的概率是非常高的。下面我们介绍几种治疗癌症的方法。

免疫疗法

常见的疫苗，如乙肝疫苗、狂犬病疫苗等，在控制传染病方面具有独特的预防作用，这是众所周知的事实。能不能通过疫苗治疗癌症这样的疾病呢？随着免疫学研究的发展，人们想到研制肿瘤疫苗来治疗癌症，它是利用肿瘤细胞或肿瘤抗原物质诱导机体的特异性细胞免疫和体液免疫反应，增强机体的抗癌能力，阻止肿瘤的生长、扩散和复发，因此被称为肿瘤特异性主动免疫治疗。

免疫疗法的主要思路是：既然癌细胞是有害的，我们就可以发动免疫系统去攻击癌细胞。所以我们可以将癌细胞或癌细胞上的某种关键物质作为抗原，刺激患者的免疫系统，让患者体内产生对抗癌细胞的抗体，由抗体消灭癌细胞。

美国免疫学家詹姆斯·艾利森和日本免疫学家本庶佑发明了一种通过激活人体自身免疫力治疗癌症的新方法，两人因此获得了2018年诺贝尔生理学或医学奖。

在人体内，T细胞负责“安全检查”，它会通过一种名为PD-1的蛋白质对其他细胞进行检查，许多癌细胞会利用细胞表面的另一种蛋白质PD-L1与PD-1结合，通过检查（相当于亮出“身份证”），蒙混过关，而不被T细胞摧毁。在许多恶性肿瘤患者的体内，T细胞还会被抑制而使肿瘤细胞随意增殖和扩散。

艾利森和本庶佑发明的方法被称为“免疫检查点治疗法”，该方法主要从两方面入手治疗癌症：一是解除免疫系统的限制，让患者的T细胞不再被肿瘤细胞抑制，增强T细胞对肿瘤细胞的杀伤力；二是解除癌细胞的防御系统，让癌细胞再也不能亮出有效的“身份证”。这样，就可以让患者自己的免疫系统来杀灭癌细胞，使癌症得到治疗。

基因疗法

在生物体内，遗传信息按照DNA(基因)→RNA→蛋白质的方向进行传递表达，蛋白质是生命活动的主要承担者。因此，疾病发生时常常表现为蛋白质结构或功能的异常。现在的多数药物都是针对蛋白质的，如治疗肿瘤的小分子靶向药物和大分子单克隆抗体，都是通过改变蛋白质的功能来治疗疾病。既然蛋白质是受基因控制合成的，我们能不能通过改变基因合成正确的蛋白质，让疾病得到根本治疗呢?

研究表明，很多疾病(包括癌症在内)产生的根本原因是基因结构异常，导致合成的蛋白质异常，从而使人患病。例如，镰状细胞贫血就是合成血红蛋白的基因发生了突变，导致合成的血红蛋白改变了一个氨基酸，使红细胞在缺氧时变成镰刀形。有的疾病是基因表达异常，导致合成的蛋白质过多或过少。例如，有一种类型的糖尿病，就是由胰岛素分泌不足引起的。没患病之前能合成足量的胰岛素，患病之后为什么减少了呢?这就需要从基因表达入手治疗。由于基因治疗是从疾病的源头上入手，所以对一些目前无法治疗或治疗效果不佳的疾病有明显的优势。例如，镰状细胞贫血和血友病都是由基因突变引起的疾病，采用常规手段无法从根本上治疗，基因治疗是这类疾病最值得期待的治疗方案。

癌症的根本原因是原癌基因被激活或抑癌基因受抑制。从理论上讲，只要设法抑制了原癌基因或激活了抑癌基因，癌症就会得到根治。那么，如何对癌症进行基因治疗呢?第一种思路是修复患者体内异常的基因，让这些基因合成的蛋白质不再异常，使疾病得到根治。但由于人类具有2万～3万个基因，要让细胞里某一个特定基因按照人们的意愿改变，目前还没有有效的办法。第二种思路是不改变患者的基因，而是通过基因工程，将健康的外源基因导入人体细胞，让这种基因在人体细胞里表达出的蛋白质去承担正常的生命活动。这是目前发展最快、最受人们重视的一个研究领域。第三种思路是改变细胞里的 RNA，或提供现成的外源 RNA，它是合成蛋白质的直接模板，让患者合成正确的蛋白质，从而治疗癌症。

纳米疗法

治疗癌症的传统方法是放疗、化疗等。因为放疗和化疗没有目标性，在杀灭癌细胞的同时，也杀灭了很多正常细胞，所以副作用很大，包括恶心、呕吐、骨骼疼痛、肝肾功能损伤、白细胞和血小板减少等，令患者承受很大的痛苦，还降低了患者的免疫力。随着纳米技术的普及，科学家设想：能不能用碳纳米棒携带抗癌药物，准确地攻击癌细胞呢？如果能实现的话，不但使用的药量会大大减少，对正常细胞的伤害也会大大降低。

科学家发现，先向癌细胞注射碳纳米棒，然后用无线电波对碳进行加热，可以成功地摧毁癌细胞，而对周围的健康组织只造成很小的伤害。这种方法比放疗和化疗效果都好。

但是，通过医疗手段向患者的癌细胞里注射碳纳米棒，还存在着治疗范围的问题。能不能找到一种方法，让碳纳米棒只进入癌细胞，不进入正常细胞呢？

有科学家发现，有一种苯二甲蓝染料可以进入癌细胞，而被正常细胞排斥，而且这种染料会和射线发生反应，在必要时可以被激活。于是科学家计划将苯二甲蓝染料与碳纳米棒结合在一起，注射到癌症患者体内，等癌细胞吸收了这种物质之后，再用射线激活，让碳纳米棒摧毁癌细胞。

总的来看，用纳米技术治疗癌症还处在试验阶段，科学家也担忧碳纳米棒的处置问题(进入环境的纳米颗粒无法被追踪，可能造成负面影响)，距离大范围推广还有一定距离。

四、常见的人类遗传病

你知道吗? 有些疾病是由健康机体感染了病原体引起的，比如患流行性感冒是由于感染了流感病毒，患乙型肝炎是由于感染了乙肝病毒等。有些疾病是由遗传物质改变(包括基因突变、基因重组、染色体变异)引起的，比如唐氏综合征是由于体内多了一条21号染色体，猫叫综合征是由于5号染色体短臂缺失。

喜欢阴天的疾病——白化病

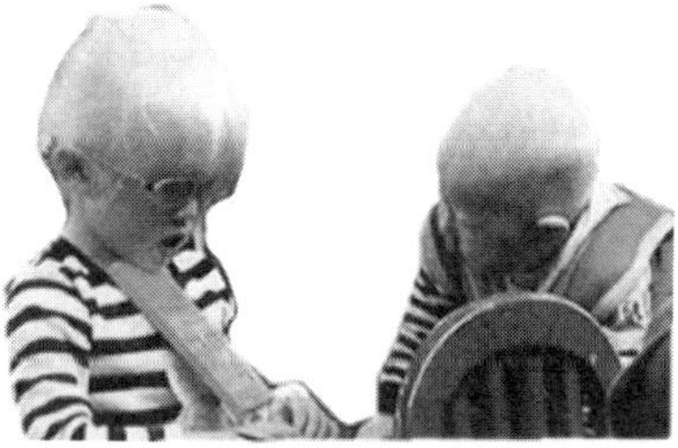

图 6-1 白化病患儿

世界各地都有白化病患者(图 6-1)，该病的总发病率约为1/10 000。白化病是导致皮肤及其附属物色素缺乏的遗传病。常见的是全身性白化病，也有少数局部性白化病。全身性白化病的患者皮肤呈淡红色，毛发呈银白或淡黄色，这是他们的主要特征。如果我们仔细观察患者的眼睛，会发现他们眼睛里的虹膜呈淡红色或淡灰色，半透明，瞳孔淡红色，这是因为白化病患者的视网膜没有色素，他们对阳光比较敏感，暴露在强烈的阳光下需要佩戴墨镜。有些患者还伴有眼球震颤、视力下降等症状。患者的皮肤对阳光也很敏感，长时间日晒后，皮肤可增厚甚至发生鳞状上皮癌。

正常人体内的黑色素由黑色素细胞合成。黑色素细胞内有黑素体，它含有酪氨酸酶，这种酶能将酪氨酸转变成黑色素。白化病患者体内黑色素细胞数目正常，细胞内也有黑素体，但由于控制酪氨酸酶的基因发生突变，不能合成酪氨酸酶，于是黑素体中就缺乏酪氨酸酶，不能使酪氨酸转变成黑色素，从而导致皮肤、黏膜、毛发、眼等部位出现白化症状。

白化病有多种遗传方式。全身性白化病属常染色体隐性遗传方式。只有当个体为隐性纯合子(aa)时，才表现为白化病，通常白化病患者的父母为表型正常的杂合子(Aa)，是致病基因的携带者。这样的家庭如果有了一个白化病的孩子，再生一个孩子还患白化病的概率是 1/4。局部白化病为常染色体显性遗传，患者子代的发病率高。眼白化病(皮肤、毛发均正常)则属于伴 X 隐性或常染色体隐性遗传。

由于白化病是由基因控制的遗传病，现在还没有有效的治疗方法，因此应以预防为主。近亲结婚会使夫妻双方携带相同隐性致病基因的机会大大增加，防止近亲结婚是预防白化病的有效措施之一。如果父母双方有白化病亲属，就应该对胎儿进行产前诊断。具体做法是：在妊娠 4～5 个月时，通过胎儿镜获取胎儿的一小块皮肤，在电子显微镜下检查胎儿是否患白化病，以避免患儿的出生，达到优生的目的。

分不清红绿灯的疾病——红绿色盲

色盲症首先是由 18 世纪著名的英国化学家兼物理学家约翰·道尔顿(图 6-2)发现的。有一天，他给母亲买了一双袜子，母亲拿到手上说：“你看我年纪大了，这么鲜艳的袜子我怎么穿?”道尔顿觉得很奇怪，自己明明买的是棕色的袜子，颜色也不鲜艳呀，母亲怎么还说她不能穿呢？他又问家里的其他人，结果除了弟弟和他看到的颜色一致，其他人都认为这双袜子是樱桃红色的。这引起了道尔顿的兴趣。他又拿着袜子去问周围的邻居和亲戚，结果只有少数人认为袜子是棕色的，大多数人都认为袜子是樱桃红色的。道尔顿认为，袜子的颜色本来就是樱桃红色的，他和弟弟等人是红色的色盲，才会把樱桃红色看成是棕色。为此他写了一篇论文《论色盲》，成为世界上第一个提出色盲问题的人。后来，人们为了纪念他，又把色盲症称为道尔顿症。

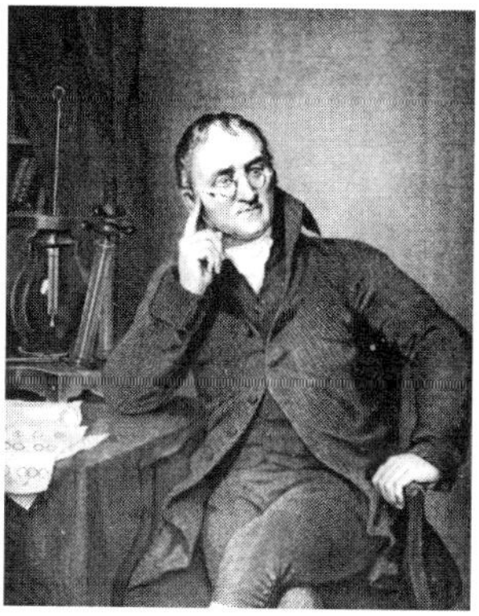

图 **6-2**　道尔顿

面对五彩缤纷的世界，人们到底是如何感知它的呢？原来，在人的视网膜上有一种感光细胞——视锥细胞，它有红、绿、蓝三种感光色素。每一种感光色素主要对一种原色光产生兴奋，而对其余两种原色光产生程度不等的反应。如果某人缺少一种感光色素，他就不能识别这种颜色，就表现为色盲或色弱(辨色力弱)。现在，人们已经知道最常见的色盲病——红绿色盲，是由 X 染色体上的隐性基因控制的遗传病，男性患者多于女性患者。我国男性色盲发病率约为 4.71%，女性色盲发病率约为 0.67%，色盲基因携带者的频率为 8.98%。

色盲对人的生活有一定影响，比如红绿色盲患者不能区分路口红色和绿色的交通信号灯。所以，凡从事交通运输、美术、化学、医药等行业的工作人员必须有正常的色觉，因此，色觉检查就成为服兵役、就业、入学前体检时的常规项目。

受伤后出血不止的疾病——血友病

血友病是人类认识较早的一种遗传病。1840 年 2 月，21 岁的英国维多利亚女王和她的表哥(舅舅的儿子)结婚，她的 4 位王子中有 3 位都是 2 岁左右就患上了稍有磕碰就出血不止的疾病。当时的医学界对此毫无办法，结果这 3 个王子都夭折了。女王的 5 位公主都健康漂亮，不少国家的王子都前来求婚。她们嫁到西班牙、俄国和欧洲的其他王室后，生下的几位小王子也患上了这种病。这种病由此受到了医学界的关注，后来人们才知道这种病就是血友病，因为最初发现于皇家，所以又称为“皇室病”。

血友病分为 A、B、C 三种类型。其中血友病 A、血友病 B 是伴 X 染色体隐性遗传，较为常见。血友病 C 非常罕见，为常染色体不完全隐性遗传。血友病 A，亦称先天性因子Ⅷ缺乏症或遗传性因子Ⅷ缺乏症，是血友病中最常见的一型，约占血友病患者的 85%。血友病的发病率为 1/100 000～1/200 000，不同地区、不同种族之间没有明显差异。根据伴 X 染色体隐性遗传病的遗传规律，可以总结出血友病的遗传特点。男性如果不是血友病患者，就不会有血友病基因；女性不是血友病患者，却可能是血友病致病基因的携带者。所以关于血友病的遗传有以下几种情况。

①正常女性与患病男性所生男孩均正常，所生女孩均为携带者(图 6-3)。

②女性携带者与正常男性所生男孩有 50%机会为血友病患者，所生女孩有 50%机会成为致病基因携带者(图 6-4)。

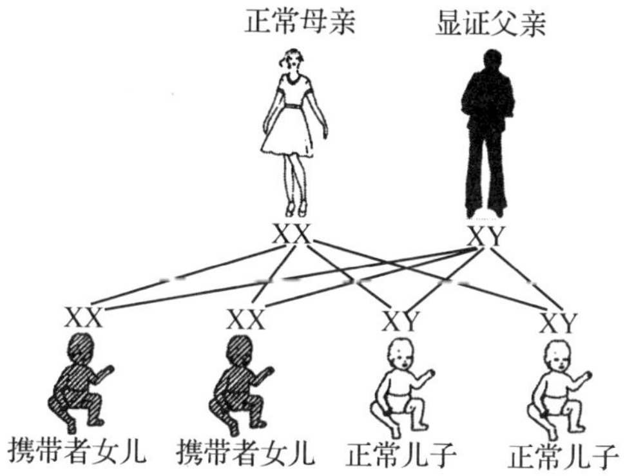

图 **6-3**　正常女性与患病男性的婚配图解

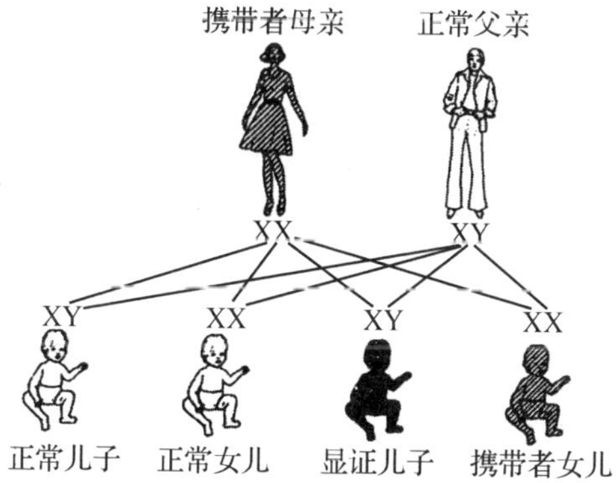

图 **6-4**　女性携带者与正常男性的婚配图解

③女性携带者与患病男性所生男孩有 50％是血友病患者，所生女孩有 50％是致病基因携带者，50％是血友病患者(图 6-5)。

血友病的主要临床表现为有微小的伤口就会出血不止。根据出血情况可以将血友病分为轻度、中度和重度三种类型(表 6-2)。它们的共同点是因为患者血浆中缺乏某种凝血因子，身上有一点儿伤口之后，血液不易凝结，因而会流失大量的血。体表的伤口所引起的

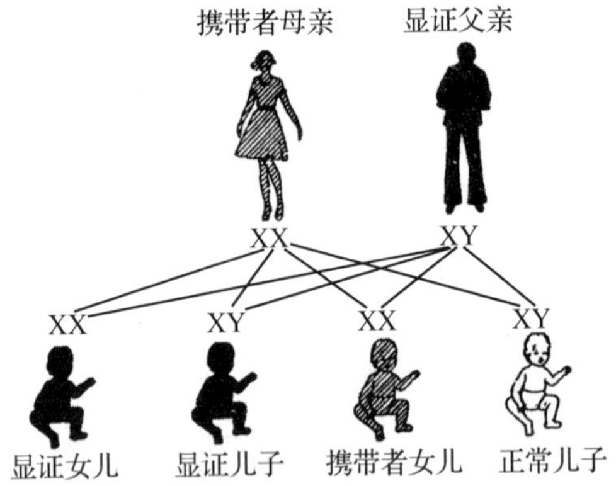

图 **6-5** 女性携带者与患病男性的婚配图解

出血通常并不严重，内出血则严重得多。内出血一般发生在关节、组织和肌肉内部。当内脏出血或颅内出血发生时，常常危及生命。现在还不能从根本上治疗这种病，所以在治疗时仍以补充健康人的血液为主。这里所说的健康人指的是不患血友病的人。但这些供血者可能是其他疾病的患者，所以血友病患者不仅要承担高昂的治疗费用，还有感染艾滋病及病毒性肝炎等各种传染病的较高风险。对于有家族病史的人来说，做好遗传咨询和产前诊断可以预防患儿的出生，以免给孩子和家庭带来无法挽回的痛苦。

表 6-2 血友病类型

血友病的类型	轻度	中度	重度
凝血因子浓度	5%～30%	1%～5%	<1%

鼠尿病——苯丙酮尿症

苯丙酮尿症是一种常染色体隐性遗传病，也是一种先天性氨基酸代谢障碍病，在我国发病率为万分之一，近亲婚配中发病率明显增高，生过一个患儿的母亲再次生育时新生儿发病率为25%。

苯丙氨酸是人体的8种必需氨基酸之一，在一般的食物中都有苯丙氨酸。在正常情况下，多余的苯丙氨酸会经过苯丙氨酸羟化酶的催化变成酪氨酸被排出体外。苯丙酮尿症患者体内缺乏苯丙氨酸羟化酶，这时苯丙氨酸就会堆积在血中，大部分随尿液排出体外；有一部分苯丙氨酸在体内经过氨基转换作用转变了苯丙酮酸，后者进一步代谢为苯乙酸、苯乳酸和正羟苯乙酸，这些都从尿中排出。

苯丙酮尿症的症状和体征

刚出生的苯丙酮尿症患儿没有明显异常，但个别患儿会表现出嗜睡或喂养困难的症状。患儿到3～4个月时，智力、运动发展明显落后于同龄孩子。随着年龄增大，患儿的智力低下越来越明显，有2/3的患儿表现为严重智力低下。由于黑色素缺乏，患儿的头发、皮肤和眼睛的颜色比他的家庭成员浅。某些患儿可出现婴儿湿疹样皮疹。

患儿还可能表现出肌张力增高、腱反射亢进的症状：表情怪异，更换尿布时很难把双腿分开，难以将攥紧的拳头松开，洗澡时双脚刚触及水面就会全身僵硬。病情严重的患儿还会出现脑瘫。如果到医院检查，会发现80%的患儿脑电波异常。年龄较大的患儿常有或轻或重的癫痫发作，患儿活动和精神状态都与正常孩子不同。还有一个最容易识别的特征，就是患儿的尿液、汗液有令人极不愉快的鼠尿味，这是由于其尿液和汗液含有苯乙酸的缘故。

苯丙酮尿症的诊断

由于苯丙酮尿症是遗传病，可以用产前诊断的方法避免患儿的出生。有家族病史的夫妻应该进行遗传咨询，在怀孕以后可以从培养的羊水细胞或绒毛膜标本中分离出DNA，进行该病的基因诊断。对长期接触可致畸致变化学物质的家庭，也可以对夫妻双方进行有关基因突变的分析。

由于苯丙酮尿症在新生儿中不表现出有关症状，对高危家庭的实验室筛查必须是强制性的。如果婴儿的直系亲属曾有人得过这种病，婴儿出生前又没有进行过基因检验，那么就要在婴儿出生后每周进行一次尿检，一般在一个月左右就能确诊是不是患有这种病。

苯丙酮尿症的治疗

现在还没有根治苯丙酮尿症的方法，只能限制患儿苯丙氨酸的摄入，使这种必需氨基酸的摄入既能满足机体的需求而又不过量，这样患儿既能正常生长发育，又防止了苯丙氨酸及其代谢产物在体内蓄积。由于所有天然的蛋白质都含有4%左右的苯丙氨酸，所以在正常饮食的情况下既要满足蛋白质的需要而又不超过苯丙氨酸的需要量是做不到的。因而，应给患儿提供不含苯丙氨酸的配方食品，这种做法在美国已经被采用。一些低蛋白的天然食物，如水果、蔬菜、某些谷类等，是可以进食的。治疗必须从出生后第一天就开始，以免发生智力发育迟缓。早期的及时正确治疗可以使患儿智力发育正常，其他病症也基本不会显现。对患这种疾病的患者来说，要终生控制饮食。

并指和多指——常染色体显性遗传病

并指患者有两根以上手指部分或全部组织成分先天性病理相连。该病为常染色体显性遗传，患者多为杂合体，其子女的发病率为50%。

2001年在深圳市人民医院出生了一个并指患儿。这个家族从现在这个婴儿向前追溯四代，共有四人(三男一女)出现并指、多指现象。这几人除手指畸形外，身体其他部位发育均正常，思维、反应及语言表达和正常人没有明显区别。但是，并指会严重影响患者的生活，使他们不能用手从事复杂的劳动，所以需要尽早用手术的办法使合并的手指分离。

多指也是常染色体显性遗传病，患者每只手的手指多于五根，以六指最为多见。有的患者是多指同时也是并指(图 6-6)。手指并不是越多越好，多出的手指会挤占正常手指的空间，所以多指患者的手不如正常手灵活，不能很好地完成抓握、拿取等动作。多余的手指要尽早通过手术摘除。

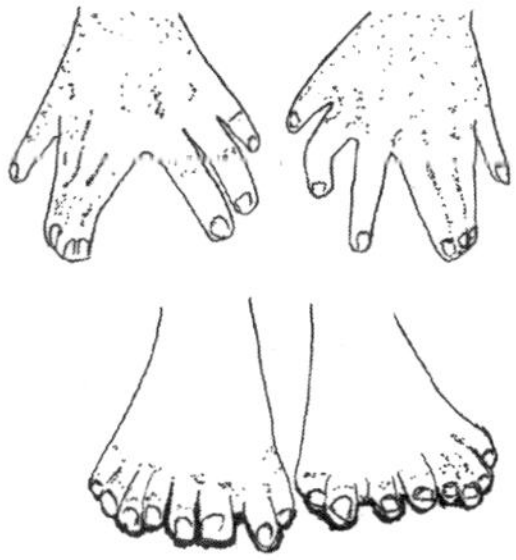
图 **6-6** 并指、多指

科学家通过对 3 个家族进行的研究发现，并指、多指发生者的基因突变位于 2 号染色体长臂上，另有一位科学家通过对一个出现“复杂双侧多指(趾)”病例的家族进行分析，确定控制该病的基因定位于 7 号染色体长臂上。看来不同部位的基因突变都有可能导致手指(脚趾)数目异常。

肌肉越来越没有力气——进行性肌营养不良

进行性肌营养不良(图 6-7)是遗传病，可由多种遗传方式引起。最常见的是常染色体隐性遗传，一般为夫妻双方表现正常，但携带有致病基因，子女发病率为 1/4。患儿由于肌肉萎缩、肌无力而导致不同程度的运动障碍。由于发病年龄的早晚、变性肌肉的部位等差异，该病根据临床表现可以分若干类型，最常见的是进行性假肥大性肌营养不良。患病的几乎都是男孩，女孩患此病的极为罕见。该病在婴儿期发病的较少，一般在 3 岁以后开始发病。患儿动作笨拙，奔跑、跳跃的能力都不如同龄孩子，下肢无力，走路时像鸭子一样左右摇摆，而且很容易跌跤。

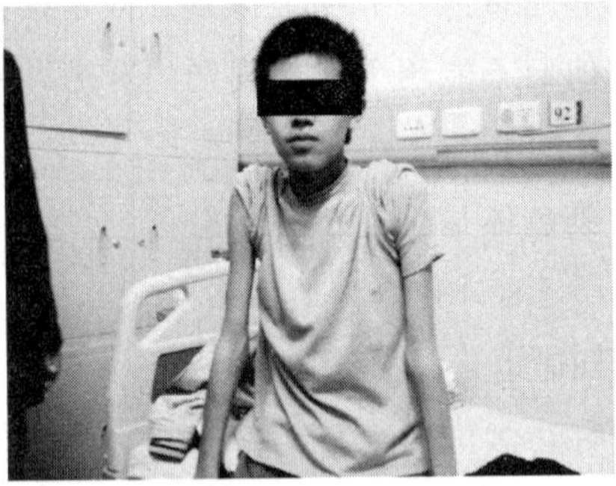

图 **6-7** 进行性肌营养不良患儿

进行性假肥大性肌营养不良患儿常有心肌病变，心电图异常。有些患儿智力低下。随着病程发展，患儿最后会出现呼吸衰竭、肺部感染以及心力衰竭。

面肩肱型肌营养不良的遗传方式为常染色体显性遗传。这类患者受影响最严重的部位是脸、肩、上臂等部位的肌肉。面肌病变的患者看起来表情冷漠，不能皱眉、鼓气、吹哨等，肩胛带肌和臂肌病变的患者双臂不能上举，无法顺利完成日常的穿衣、洗脸、吃饭等活动。

多一条染色体的人——唐氏综合征

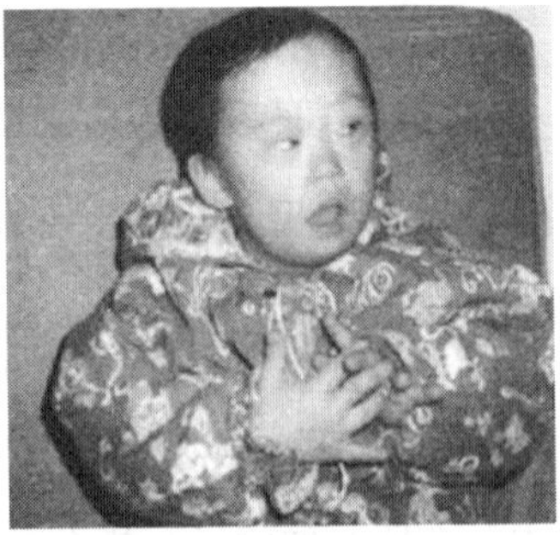

图 **6-8** 唐氏综合征患儿

我们在公共场所偶尔会见到有智力障碍的孩子，这些孩子当中多数患有唐氏综合征(图 6-8)。19 世纪中叶，英国医生约翰·唐首先描述了该综合征的临床表现，所以此病被称为唐氏综合征。1959 年，法国细胞遗传学家证实该病的病因是患者多了一条染色体(后来确定为21号染色体)，所以此病又叫21三体综合征。

据世界各国的卫生工作者统计，唐氏综合征的发病率为1/800～1/500，有报告称我国某些地区该病的发生率高达1/400。

那么，这种病是如何发生的呢？35岁以上的产妇为高龄产妇，她们生育的子女患痴呆或畸形的概率明显增高。正常婴儿的母亲平均年龄为28.2岁，而唐氏综合征婴儿的母亲平均年龄为34.4岁。当产妇年龄偏大时，由于卵巢受到有害物质的影响较多，遗传物质发生突变的可能性增大，最常见的变异就是21号染色体不分离，结果产生了拥有2条21号染色体的卵细胞，这样的卵细胞再和正常精子结合形成受精卵，形成的胚胎就是21三体。大部分21三体胚胎会在妊娠早期流产，有小部分的21三体胚胎会顺利发育到最终出生，这就是唐氏综合征患儿。由于受精时只有活动能力强的健壮精子才有机会与卵细胞结合，这样就淘汰掉了异常精子，所以21三体是由精子异常导致的可能性几乎为零。

21三体综合征患儿体内的许多器官组织都有异常，但一般没有严重到危及生命的程度。患儿从外观上比较容易识别：头小而圆，鼻子扁平，眼距过宽，外眼角上斜，常有斜视，嘴小唇厚，舌头较大常常吐在外面。

由于患儿的软骨发育差，他们四肢比较短小。手宽而肥，有通贯掌纹，第5指常内弯、短小或缺少指中节。腹部由于肌张力低下而显得肚子比较突出。约1/2以上的患儿有先天性心脏病。患儿的智能发育迟缓，一般1周岁后才能坐起，3周岁左右才开始走路，反应迟钝，不太识数，但有时也有一定的记忆力，善于模仿别人。智商很低，一般为25～50。智力较好的患儿可学会阅读或做简单手工劳动；较差者语言交流和生活自理都有困难。随着年龄增长，患儿智力与同龄孩子相比差距越来越大。实际上，通过训练他们能学会很多劳动技能，在一定程度上可以弥补智力发育不全的缺憾。

现在，可实施产前羊膜穿刺术获得胎儿细胞，从而鉴定胎儿的染色体，以确定其是否患病。唐氏综合征给患者家庭和社会带来了非常大的负担，所以预防患儿的出生，让每一个家庭都有健康的孩子，具有十分重大的社会意义。

五、几种人类寄生虫

你知道吗？在人类进化的过程中，有些动物形成了与人类“伴生”的关系。例如，马和狗既依赖人类的饲养，又为人类服务，成了人类的伙伴和朋友。另外一些动物通过寄生在人的体内或体表获得营养，它们已经高度适应了这种生活方式，人类要想摆脱它们的寄生，除了通过药物杀灭虫体，还要养成良好的卫生习惯。

让人患昏睡病的寄生虫——锥虫

在《西游记》里，孙悟空常常拔下一根毫毛变成瞌睡虫，让小妖怪立刻昏睡过去。现实生活中，确实存在让人昏睡的“小虫”，它就是锥虫(图 6-9)。自然界中的锥虫种类很多，多数都寄生在脊椎动物的血液中，鱼类、两栖类、鸟类、哺乳类以及人的血液或组织细胞中都曾发现过寄生的锥虫。

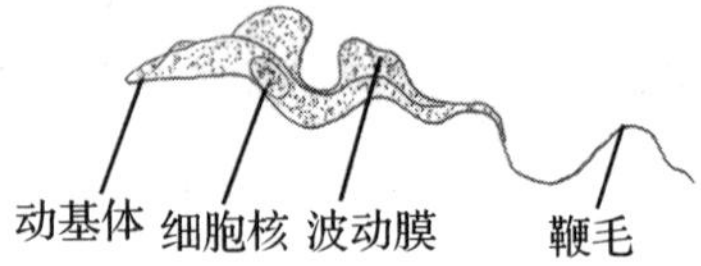

图 6-9 锥虫

某种寄生在人体内的锥虫能侵入脑、脊髓，影响人神经系统的功能，导致人长期昏睡，所以这种锥虫又被称作昏睡虫。这种病目前主要发生于非洲，我国还没有发现。

最常见的肠道寄生虫——蛔虫

经常有人开玩笑说：“你是我肚子里的蛔虫吗？你怎么知道这么多!”蛔虫(图 6-10)是人体常见的寄生虫，很多人都有感染蛔虫的经历。那么，什么是蛔虫？它是怎么传播的？下面我们就来了解一下这方面的知识。

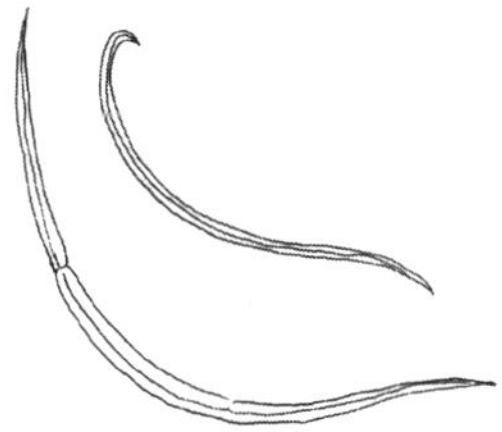

图 **6-10** 蛔虫

蛔虫属于线形动物门线虫纲，是人类肠道中最常见的寄生虫。成虫体长 15～35 厘米，略带粉红色或微黄色，体表有横纹。蛔虫的形态和蚯蚓有些相似。

蛔虫的成虫可以寄生在人的小肠里。虫卵随粪便排出后，可以随着粪肥进入土壤，在适宜条件(一定的温度、湿度、氧气条件)下会发育成杆状蚴，杆状蚴经蜕皮就具备了感染能力。如果我们的手上沾染了这种泥土而又在吃东西前没有洗净，或吃了沾染虫卵没有洗净的蔬果等，就可能被感染。卵壳被消化液消化之后，幼虫穿过肠壁进入循环系统，经肝、右心、肺，再穿过毛细血管壁到达肺泡，经过气管、会厌、口腔、食道、胃，回到小肠，整个过程需 25～29 天，幼虫经过 3 次蜕皮，再经过一个多月最终发育为成虫。

由于蛔虫寄生在人的小肠里，与人争夺营养，所以感染蛔虫之后人会消瘦。蛔虫还会在生长生活过程中释放毒素，导致人出现磨牙、失眠、发热等症状。蛔虫在小肠内的不规则运动可以引起人腹痛，如果扭集成团会导致肠梗阻，还可能造成胆道蛔虫病、阑尾蛔虫病、肠穿孔等严重疾病。

我们要防止蛔虫感染，就要注意个人卫生，饭前便后要洗手，蔬菜、瓜果要洗净再吃，人和动物的粪便要处理好。如果出现类似蛔虫感染的症状，就要马上到医院咨询医生，采取必要的措施。

长 2～4 米的寄生虫——绦虫

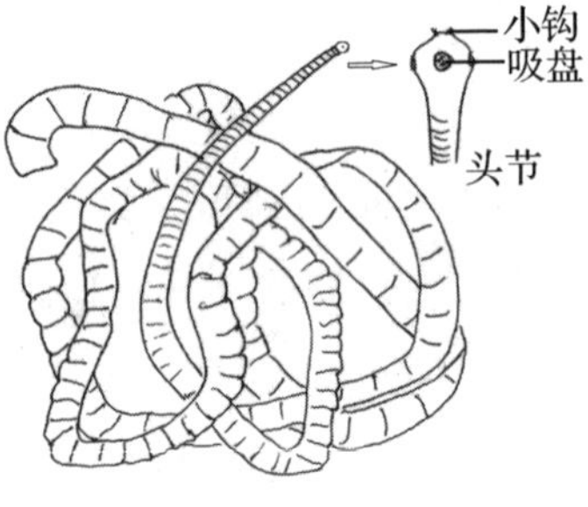

图 **6-11** 绦虫

绦虫(图 6-11)属于扁形动物门绦虫纲，有四类，这里专介绍猪带绦虫(以下均称绦虫)。绦虫的中间宿主是猪，成虫寄生在人的小肠里。绦虫的成虫呈白色带状，高度适应在人的小肠里寄生，几乎拥有根据人的小肠构造定制的结构。成年人的小肠长 4～6 米，绦虫的成虫长 2～4 米，几乎分布于每一段小肠里。那你可能要问了，绦虫为什么不寄生在人体的别处，而非要寄生在小肠里呢？这是因为小肠是人体吸收营养的主要场所，那些大分子营养物质都在小肠里变成容易被吸收的小分子物质，寄生在这里能获得大量营养。

绦虫的身体可以分为头节、颈部、节片三个部分。头节顶端有许多小钩，四周有四个吸盘，绦虫可以通过小钩和吸盘吸附在人的小肠壁上，不会因为人类肠道的蠕动而脱落。颈部是绦虫的生长区，能连续不断地产生节片。越靠近颈部的节片越幼小，越远离颈部的节片越宽大、成熟。绦虫的繁殖能力非常强，每一节节片里都有一套雌雄生殖器官。虫体后端的成熟节片常常数节连在一起脱落，被排出体外时，内部的受精卵已经发育，可以随时感染下一个宿主。虫卵散落在粪便中，可以在外界存活一个月左右。在此期间如果虫卵被猪吞食，虫卵内的六钩蚴就会孵化出来，穿过猪的小肠壁进入循环系统，最后多数停留在肌肉中发育为囊尾蚴。如果被人吞食，虫卵也可以在人的皮下、肌肉，脑、眼等部位发育成囊尾蚴。带有囊尾蚴的猪肉被称为米猪肉或豆猪肉，如果在烹饪过程中猪肉中的囊尾蚴没被杀死，人食用这种猪肉后，囊尾蚴就会在人的十二指肠翻出头节，借助小钩和吸盘固定在人的小肠壁上，开始新的寄生生活。经过 2～3 个月，囊尾蚴就可以发育为成虫。成虫寿命很长，有报道称可以存活 25 年以上。

如果小肠里寄生了绦虫的成虫，由于它与人争夺营养，释放毒素，会导致人消化不良，腹痛、腹泻，失眠乏力。如果被感染者为儿童，会影响儿童的发育，使儿童体格孱弱、身材矮小。如果绦虫囊尾蚴寄生在人的脑部，会引起癫痫、阵发性昏迷等疾病；寄生在眼部，会引起视力障碍甚至失明；寄生在肌肉里，会引起局部肌肉酸痛或麻木。不过绦虫感染一旦确诊，一般都可以根治。

那么，怎么预防绦虫感染呢？我国一些地区有吃生猪肉的习惯，这有感染绦虫的风险。有的家庭切生肉、熟食用同一块砧板，使生肉污染了熟食，也可能会造成绦虫感染。一旦发现感染了绦虫要及时治疗，这就等于从源头上消灭了虫卵；发现了病猪或米猪肉，要及时深埋处理，以切断传播途径。

难以根除的寄生虫——血吸虫

在人体内寄生的血吸虫有三种：埃及血吸虫、曼氏血吸虫、日本血吸虫(图 6-12)。在我国流行的是日本血吸虫。

血吸虫寄生在人和哺乳动物肠系膜的静脉血管里，雌雄异体。虫卵随血液流进肝脏，或从患者的粪便排出体外。如果粪便遇到水，虫卵就会迅速孵化成毛蚴。毛蚴遇到钉螺就会侵入它的体内，一条毛蚴能在钉螺体内增殖成数万至数十万条尾蚴。尾蚴从钉螺体内逸出后会漂浮在水面。露水、雨水、潮湿的地面都可能含有尾蚴，这样的水叫疫水。如果人接触疫水，尾蚴就能通过皮肤侵入人体，导致人患血吸虫病。

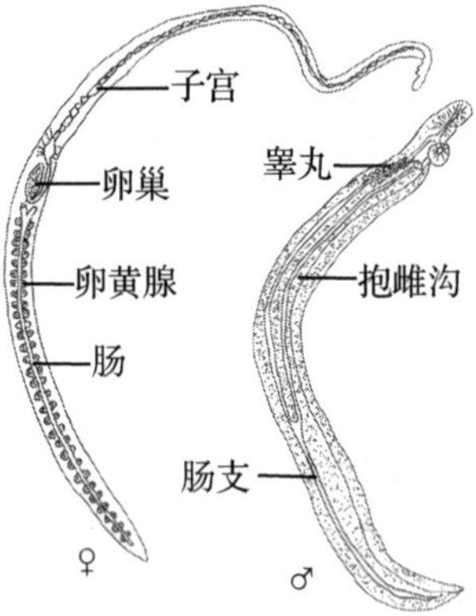

图 **6-12** 日本血吸虫

患血吸虫病的成年人会丧失劳动能力，严重者会死亡，儿童感染血吸虫病不能正常发育。

由于钉螺是血吸虫的唯一中间宿主，所以消灭钉螺就能切断血吸虫病的传播途径。此外，管理好粪便和水源也能控制血吸虫病的传染。

到目前为止，我国南方一些省份目前还有流行血吸虫病的地区。那么，血吸虫病为什么难以根除呢？首先，在疫区的患者常常在治愈后再次接触疫水而感染，导致年年治疗年年感染，给人难以治愈的错觉。其次，血吸虫可以通过药物消灭，但药物给人造成的伤害是很难消除的，如肝脏结缔组织增生问题，即使治愈仍会显示血吸虫肝。此外，判断人是否感染了血吸虫，常常采用抽血化验抗体的办法，治愈者体内仍会有相应抗体，这也会给人没有治愈的错觉。其实，血吸虫病是由寄生虫导致的传染病，只要彻底消灭了寄生虫并且不再感染，就是治愈了。目前最主要的问题是疫区血吸虫的携带者——钉螺难以彻底消灭，导致血吸虫病很难根除。

使人打摆子的寄生虫——疟原虫

疟原虫能引发疟疾，疟疾是我国五大寄生虫病之一，这种病会在一定时间内间隔发作，发作时患者会感到忽冷忽热，所以这种病又被称为“打摆子”。

寄生在人体内的疟原虫有四种，我国最常见的是间日疟原虫，它有两个寄主：人和按蚊。当人被雌按蚊叮咬时，储存在蚊子唾液里的疟原虫子孢子进入人体随血液侵入肝细胞，摄取营养进行发育增殖，形成红细胞外期裂殖体(内有数以万计的裂殖子)，裂殖子从肝细胞释放(多数被人体的吞噬细胞吞噬分解)，少数侵入红细胞。当大量红细胞因感染疟原虫而破裂时，人体会出现发冷、发热、多汁等病症。疟疾对人体的危害很大，会引起贫血和肝脾肿大等症状，严重影响人体的健康甚至会导致患者死亡。

过去，疟疾曾在我国南方一些省份流行。新中国成立后，医疗条件不断改善，大力消灭蚊子，疟疾的发病率迅速下降。我国还从南美洲引进了金鸡纳树，在云南省大片种植，从这种植物中可以提取治疗疟疾的特效药奎宁(金鸡纳霜)。

2015 年，我国女科学家屠呦呦因发现可用于治疗疟疾的药物青蒿素获得了诺贝尔生理学或医学奖。青蒿素提取自黄花蒿(中药名青蒿)的茎叶，它能作用于疟原虫的食物泡膜，干扰疟原虫的食物摄取，使它出现氨基酸饥饿，最终损失大量胞浆而死亡。

最常见的体表寄生虫——虱子

虱子(图 6-13)是最常见的人体体表寄生虫。从进化上来看，虱子与人类伴生的历史非常久远，早在人类的祖先——古猿时代，虱子就已经是主要的体表寄生虫了。长期的演化，让它们的身体结构和生活习性适应了寄生生活。

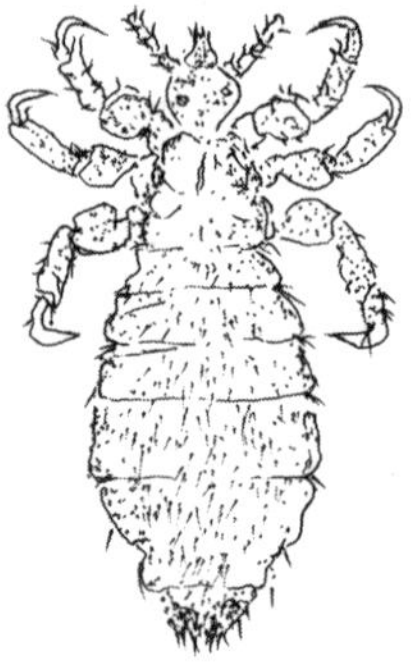

图 **6-13** 虱子

虱子属于昆虫纲虱目，是一类寄生在哺乳动物体表的无翅小昆虫。寄生在人体表的虱子有三种——体虱、头虱和阴虱，其中最常见的是体虱。虱子的一生可以分为卵、若虫、成虫三个阶段。虱子的卵呈椭圆形，淡黄色，一般有盖。雌虱会通过黏液将卵粘在毛发或衣物纤维上，使其不易脱落。经过一周左右，卵发育成若虫，若虫一出生就可以吸血，经过三次蜕皮变成成虫。虱子的最适宜生存温度与人的体表温度相当，它们有趋暗的特点，但不喜欢高温和潮湿，所以在人体活动增加致体温升高、大量出汗等时候它们常常爬离人体。

虱子可以传播流行性斑疹伤寒、回归热等疾病。虱子的侵扰还会对皮肤产生强烈的刺激，让人感到瘙痒难耐，常因抓挠而导致皮肤感染。所以，一旦身上有了虱子就要及时消灭。可以采用物理消灭也就是直接捉来杀死的办法，也可以用硫黄软膏等药物。一般只要经常洗澡，勤换洗衣物，身上就不会有虱子。

第七章　人体的遗传与变异

在长期的生产和生活实践中，人们对人体的遗传和变异有了越来越深的认识。一些民间谚语就反映了朴素的遗传变异观点。例如，“龙生龙，凤生凤，老鼠的儿子会打洞”体现了生物遗传的观点；“一母生九子，连母十个样”体现了生物变异的观点。

人是生物界的一员。人体有哪些遗传现象呢？我们经常看到某个人特别像他的父亲或母亲，不仅外貌很像，说话、走路甚至脾气秉性都非常像，这就是人体的遗传现象。研究表明，人的健康、智力和多数疾病主要受遗传因素的影响，也与饮食营养等后天因素有关。

一、滴血认亲有科学依据吗？

你知道吗？我们常在影视剧中看到古人“滴血认亲”的故事。古人认为，如果两人有亲子关系，他们的血液滴在一起就会融合在一起；如果两个人不存在亲子关系，他们的血液滴在一起互不相融。这种做法有科学依据吗？

除了滴血认亲，还有“滴骨认亲”的故事。一个人已经去世很久，尸体早已腐烂，只剩下一堆白骨，这时怎么鉴定它与某一个人是否有血缘关系呢？法医学专著《洗冤录》中记载，可以将这个人的血液滴在白骨上，如果血液很快渗入骨头，说明这个人与死者有血缘关系，否则就没有。这些做法有科学依据吗?

随着医学的发展，人类发现了很多种血型系统，常见的有ABO血型系统、MNS血型系统、Rh血型系统、P血型系统等。按照血型遗传的理论，如果两个人的血型相同，它们的血液滴在一起就不会很快凝固。但父母与子女之间的血型不一定相同。例如，一对夫妇，一个是A型血，另一个是B型血，理论上讲他们的子女A、B、AB、O四种血型都有可能出现。

随着生物学的发展，“滴血认亲”“滴骨认亲”这些不科学的做法已经被人们抛弃。目前看来，鉴定亲子关系最科学、最准确的还是DNA鉴定，准确率高达99.999 999%。

二、寿命是遗传的吗?

你知道吗? 不同动物的寿命不同。田鼠的寿命约为2年，鸡的寿命约为6年，兔子可以活10年左右，猫的寿命为15年左右，马的寿命为30年左右，大象可活80年左右，鳄鱼可以活大约100年，一种象龟甚至可以活250年！动物种类不同，寿命也相去甚远，这可以说明动物的寿命是由基因决定的。

那么人类的寿命是不是也是由基因决定的呢?目前，我国男性人口的平均寿命为74岁，女性为77岁。虽然世界各国的经济发展水平不均衡，医疗条件参差不齐，很多经济不发达地区的人口平均寿命很低，但根据已有的数据可以推测出人类的理论寿命在100岁左右。关于寿命是否遗传，最有力的证据就是同卵双胞胎。同卵双胞胎拥有完全相同的基因，他们的寿命也非常接近。调查表明，男性双胞胎寿命平均相差4年，女性双胞胎的寿命平均相差仅 2 年。这说明，人的寿命也是由基因决定的。

从一些日常的事例中也可以看出基因与寿命的关系。如果某一家的老人比较长寿，我们去调查就会发现，他家族里的人普遍比较长寿。

荷兰科学家研究了 3 500 位 90 岁至 100 岁的长寿老人及其家庭，发现他们体内一些特定基因的存在概率高于常人。进一步的研究表明，拥有这些基因的人会比没有这些基因的人衰老速度减慢，并能避免受到吸烟、不健康饮食等的负面影响，这些基因还可将患癌症、心脏病等疾病的时间向后推迟约 30 年，所以长寿者患心脏病、糖尿病、高血压的概率大大降低。研究人员发现，长寿者的长寿秘诀并不是他们体内的致病或衰老基因比常人少，而是他们拥有特殊的基因能阻止这些不利基因启动。从长寿者的后代身上可以看到同样的特征，这也说明长寿是可以遗传的。如果有一天我们确定了哪些基因可以让人长寿，就可以研发药物，使延缓衰老成为可能。

既然人的寿命是由基因决定的，我们是不是就不需要锻炼和保健了呢？当然不是。基因是决定寿命的内在因素，人的寿命还受营养、生活习惯等后天因素影响。如果一个人拥有长寿基因却不注意身体，也会生病甚至提早死亡。如果一个人能保持良好的生活习惯，保持好的心态，注意调理身体，那么他即使没有长寿基因，也会提升自己的生存质量，使自己健康长寿。

三、身高是遗传的吗？

你知道吗？地球上的动物种类繁多，各种动物的身高差别也很大。比如非洲象的身高在 3.5 米左右，蒙古马的身高在 1.5 米左右，绵羊的身高在65厘米左右，可见动物的身高是遗传的。在人类群体中，父母高大，子女一般不会太矮，父母矮小，子女一般不会太高，这说明人的身高也是遗传的。

人的身高是受多对基因控制的。总的来看，身高的70%取决于遗传因素。假如父亲身高180厘米，母亲身高158厘米，则男孩成年后的理论身高介于170～180厘米，女孩成年后的理论身高介于158～168厘米。这种现象的出现，可以用下面的例子解释：假如人的身高由两对基因A、a与B、b控制，A和B能让人长得高一些，那么，身高最高的人基因型为AABB，第二高的为AaBB、AABb，第三高的为AaBb、AAbb、aaBB，第四高的为Aabb、aaBb，最矮的基因型为aabb。事实上，决定身高的基因绝不止两对，而是很多对，所以关于身高的遗传非常复杂，每对夫妻所生子女的身高有非常多的可能。但对每一个孩子来说，只能是众多基因型当中的一种，他的身高也就只能是其中的一种。根据测定，男性身高的遗传率是79%，女性身高的遗传率是92%。以父母身高预测子女身高的近似公式如下：

儿子成年后身高＝(父亲身高＋母亲身高)×1.08÷2；

女儿成年后身高＝(父亲身高×0.923＋母亲身高)÷2。

当今世界上自然生长最高的人是我国内蒙古的鲍喜顺，他的身高有2.36米。世界上最矮的人是尼泊尔人钱德拉·唐吉，他的身高只有54.6厘米。从世界范围来看，正常成年人的身高一般为1.5～2米，这是为什么呢？研究表明，人的这个身高是长期进化来的最适宜的高度。我们看看现实生活中的“巨人”行动不便、步履蹒跚的样子，就知道长得太高会丧失灵活性，会给运动和生活带来不便。长得太矮的人，在劳动、运动、躲避伤害等方面也处于劣势。这样，在长期进化中太高或太矮的遗传基因都被自然选择淘汰了。

100 年来，人类的平均身高经历了增长。例如，1896 年到 1996 年，中国人平均长高了 10 厘米。多数学者认为，这是当前人们的生活水平普遍提高的结果，人的身高不可能持续增加下去。人的身高首先取决于遗传因素。一般而言，夫妻双方都比较高，孩子就比较高，子女一般不会超过父母平均身高的 15%，所以如果父母个子都不高，那么子女长成大个子的可能性就很小。

除了遗传因素，人的身高也受后天锻炼和营养因素的影响。一般来说爱好锻炼的人比不爱锻炼的人要高一些，营养好的孩子比营养差的孩子要高大一些。在同样的营养条件下，挑食、偏食的孩子会比较瘦小。

所以，要想长得高一点，需要做到以下几点。

第一，要有充足的睡眠，每天要保证至少 8 小时。只有保证充足的睡眠才能有足够多的生长激素来促进骨骼生长。特别是晚上 10 点到凌晨 2 点是生长激素分泌最旺盛的时候，这段时间一定要处在熟睡状态。

第二，要注意摄入充足合理的营养。要保证摄入足量的瘦肉、鱼、绿色蔬菜，还要喝牛奶，以补充骨骼发育所需的钙质，少喝碳酸饮料。

第三，进行适度的体育锻炼。多进行以蹦跳为主的运动可以让你长得更高，如跳绳、摸高、打球等。要注意锻炼需要长年累月坚持才能有效。

四、肥胖是遗传的吗?

你知道吗? 我们经常听到有人抱怨:我明明吃得不多,怎么这么胖呢?还会有一些人抱怨,自己胃口很好,吃得很多,却怎么也胖不起来。这说明了不同人存在着不同的体质,这种差别是不是由基因决定的呢?

研究表明,小鼠体内的 HMIGIC 基因与肥胖直接相关。具有 HMIGIC 基因缺陷的小鼠与对照组正常小鼠吃同样多的高脂肪食物,一段时间之后,HMIGIC 基因完好的对照组正常小鼠变得十分肥胖,而该基因缺陷的一组小鼠则依然保持正常体重。

科学家经调查发现:父母都肥胖的家庭,子女有 60%~70% 是肥胖者;父母当中有一方肥胖的家庭,子女有 50%~60% 是肥胖者。这一比例明显高于无家族肥胖史者。这说明,肥胖与遗传有关。

肥胖症一般比较明显地表现在三个阶段:婴幼儿期、青春发育期、40 岁以上成年期。婴幼儿期及青春期的肥胖症患者,绝大多数在成年期依然患肥胖症,而且肥胖程度比较严重。

文化程度的高低、是否吸烟、是否经常饮酒等都对肥胖有一定的影响。调查表明,文化程度低(小学、初中文化水平)的人更容易患肥胖,这可能与这些人健康知识比较少有关。虽然吸烟在一定程度上具有减肥作用,但吸烟者身上的脂肪容易集中分布,他们患心脑血管疾病的概率大大增加。所以,这些人戒烟后体重虽然有一定增加,却由于容易诱发心脑血管疾病区域的脂肪减少而降低了心脑血管疾病发病率。饮酒的人在饮酒时会过多摄入高热量、高脂肪的肉类等食品，也容易导致肥胖。

肥胖体质的人如果能坚持良好的生活习惯，减少脂肪的摄入，进行持久的体育锻炼，也能保持正常的身材。

五、智力是遗传的吗？

你知道吗？不同动物的智力水平不同。鱼类（如金鱼）、两栖类（如青蛙）、爬行类（如鳄鱼）都是冷血动物，它们的智力很低，对食物等环境因素的反应都属于条件反射式的，是不需要思考的。很多鸟类和哺乳动物非常聪明。例如，乌鸦能记住偷猎者的面容，下次看到偷猎者时会向鸦群报警；马和牛能学会犁地、拉车等简单的劳动技能。人类的近亲——黑猩猩就更聪明了，它们会思考，能制作简单的工具。这些例子表明，动物的智力是由基因决定的，是可以遗传的。那么，人类的智力是不是也是由基因决定的呢？

人的智力取决于遗传和环境两方面的因素。一般认为遗传起60％的作用，环境起40％的作用。

我们可以发现很多智力高的人集中出现的家族。例如，我国南北朝时期的数学家、天文学家祖冲之，他的儿子祖暅之、孙子祖皓之都是著名天文学家和文学家。音乐家莫扎特、巴赫的家族中，几代人中都有音乐家出现。这些例子可以说明先天的智力因素与后天的教育培养对人的成才都有重要影响。德国科学家曾对1万名儿童进行智力调查，发现父母智力为优秀者，70％的子女表现为智力优秀；父母智力偏低者，70％的子女表现为智力偏低。还有人调查了1 500名平均智商在140以上的人的子女，发现这些人子女的平均智商也在120以上。

从基因的角度分析，智力是受多对基因控制的，这些基因可以决定大脑的多个脑区结构，进而影响人的认知功能。

怎样测量一个人的智力水平？目前广泛采用智商(IQ)作为衡量个人智力高低的标准。智商有两种，一种是比率智商，即智力年龄÷实际年龄×100。如果某人智力年龄与实际年龄相等，则他的智商为100，表示其智力中等。另一种是离差智商，它表示与同年龄组的人相比，某个个体智力水平的高低。

孩子的智商越高越好吗？一般来说智商越高，学习和理解能力越强。从这个角度看，智商越高越好。但人是一种社会性动物，人的发展由很多方面决定。现在普遍认为，一个人的智力水平不单指智商的高低，它由以下四个方面决定：身体的发展、知觉的发展、语言的发展和技能的发展。应该对不同智商的孩子因材施教，让他们在成长过程中既能发挥自己的长处，也能补足自己的短板。如果用单一的模式去教育不同智商的孩子，会影响一些孩子的健康成长。

在人的成长过程中，能影响智力发展的因素既有遗传因素，也有环境、教育、个人意志品质等因素。先天的遗传因素虽然能起到较大的作用，但个人生活的环境也起到重要的影响。有研究表明，孩子与亲生父母生活在一起，智力相关系数为0.5；孩子与养父母的智力相关系数为0.3；在同一环境中长大的无血缘关系的孩子智力相关系数为0.2。

胚胎发育过程中以及出生后的营养供应和疾病，都能影响孩子的智力，充足合理的营养有利于大脑的发育。如果婴幼儿期缺碘，就会因缺乏甲状腺激素而影响大脑和身体的发育，使婴幼儿患上呆小症。在胎儿期遭受病毒感染，或父母酗酒，或母亲服用了对胎儿有害的药物等，都有可能影响孩子的智力。

除了先天因素以外，后天的教育因素对智力的开发也至关重要。如果不注意学习习惯的培养，不注意独立思考的训练，那些智力超常的孩子长大后也会表现平平。

六、行为是遗传的吗?

你知道吗? 在生活中，我们常常看到一对父子走路的姿势特别像，以至于根据背影常常把他们认错，这就是行为遗传的例子。那么，行为是由什么决定的? 行为是怎么遗传给下一代的呢?

人的行为非常复杂，可以分为先天性行为和后天性行为。婴儿生下来就会吮吸乳头，刚出生不久的婴儿就会用笑来表示愉快，这些都是与遗传物质密切相关的先天性行为。人在出生以后，通过学习、探索和锻炼而获得的行为是后天性行为。这种行为既与遗传物质有关，又与环境变化息息相关。总的来看，行为是遗传物质与环境共同作用的结果。

有的行为是由一对等位基因控制的，称为单基因决定的行为。例如，有一种自毁容貌综合征患者常表现出强迫性自残行为、攻击行为等。经检测，患者体内缺少一种磷酸核糖转移酶，导致嘌呤代谢异常。这种酶由一对等位基因决定，因此这是一种单基因决定的行为。

一些复杂的行为，如学习，属于多基因决定的行为。研究表明，多基因决定的行为既受体内的多对基因控制，也需要特定的环境刺激才能完成或发展。

如果我们将在迷宫测试中表现良好的老鼠定义为聪明鼠，将在迷宫测试中经常迷路的老鼠定义为愚笨鼠，它们的聪明与愚笨是否只受基因控制而与成长的环境没有关系呢？有科学家对这个问题展开了研究。他们将聪明鼠和愚笨鼠平均分为 A、B、C 三组，设计了如下实验(表 7-1)。

表 7-1 聪明鼠、愚笨鼠行为发展与环境条件的关系

组别	幼年环境条件	成年迷宫测试结果
A 组	活动受限	聪明鼠和愚笨鼠成绩接近
B 组	环境条件正常	聪明鼠成绩高于愚笨鼠
C 组	环境条件复杂(放置镜子、木块等障碍)	聪明鼠和愚笨鼠成绩接近

这一实验结果表明，动物的行为发展与环境条件有密切关系。它给我们的启示是，如果一个人在成长过程中没有很好的环境条件，即使智商很高，长大后也会表现平平。一个智商不高的人经过科学的训练和学习，也能在某些方面与高智商的人处于同一水平。

七、言语能力是遗传的吗?

你知道吗? 有的人能说会道，有的人笨嘴拙舌，这是天生的还是后天习得的？很多动物能发出复杂的叫声，这是它们的语言吗？人类的言语能力是后天学习获得的还是先天遗传下来的？

俗话说禽有禽言兽有兽语。在动物的生活中，很多时候都需要通过声音传递信息。例如，青蛙在繁殖季节叫个不停以吸引异性。对于不同的掠食者，狐獴会发出特别的叫声。

动物的叫声虽然能传递一定的信息，但还不能称得上是语言。

人类的言语能力也具有生物学属性。语言被视为人类独一无二的认知能力的一部分，人类的言语能力很大一部分得益于遗传。言语能力具有三大属性：器官性、模块性和遗传性。下面重点叙述遗传性。

遗传赋予了人类大脑的天生结构，人类的大脑皮层额叶和颞叶具有言语区，与人类的言语能力相关。额叶和颞叶的结构特点决定了这个人潜在的言语能力的高低。子代通过获得亲代的遗传物质获得与亲代相似的性状，这其中包括言语能力。同一民族的人由于长期生活在一个地区，使用同一种文字，通过长期的自然选择形成了自己的言语特点，这些特点通过长期的自然选择发展并遗传下来。幼儿能轻易地学会母语主要得益于基因的遗传。人类言语能力的普遍特征是人脑的一种天赋特征。人类的实际言语能力，有些是本能的，有些是别人教的，有些是自己模仿来的。那些遗传的言语能力无须训练，无须学习，天生具有。后代通过遗传得到的言语机能，在现实言语环境的刺激下就能被激活，这种能力是不需要额外再花费精力去学习的。

当然，后天的学习和锻炼也起重要的作用。如果脱离了言语环境，比如狼孩，虽然具有言语的遗传素质，但在没有现实言语刺激时，仍然不具有言语能力。但绝大多数幼儿都具备现实的言语环境条件，他们一出生就处于母语的环境中，所以他们的言语能力会得到充足的发展。

八、眼耳鼻舌是遗传的吗？

你知道吗？在《三国演义》中，刘备“两耳垂肩，双手过膝”，关羽“丹凤眼，卧蚕眉”，张飞“豹头环眼”，司马懿“鹰视狼顾”。

如果我们仔细观察周围的人，就会发现不同人的眼睛、耳朵、鼻子、舌头既有共同的特征，又或多或少存在差异。那么，这些特征是怎么遗传的呢？

眼睛的遗传

眼睛的特征有很多。水平眼对外眼角上斜是显性，大眼睛对小眼睛(俗称眯缝眼)是显性，长睫毛对短睫毛是显性，双眼皮对单眼皮是显性。

这些性状是怎么遗传给下一代的呢？我们现在以双眼皮和单眼皮的遗传为例，看一看眼睛的遗传问题。

双眼皮由显性基因(A)控制，单眼皮由隐性基因(a)控制。如果一对夫妇都是双眼皮，但都携带有单眼皮的基因，他们的基因型就可以表示为 Aa，子女的眼皮性状就应该是这样的：

P	Aa(♀)	×	Aa(♂)	
	双眼皮		双眼皮	
		↓		
子女基因型	AA	Aa	Aa	aa
子女表现型	双眼皮	双眼皮	双眼皮	单眼皮

也就是子女有 3/4 的概率是双眼皮，1/4 的概率是单眼皮。

父母当中只要有一个是双眼皮的纯合体(AA)，则子女都是双眼皮：

(1) P		AA	× Aa	
		双眼皮	双眼皮	
			↓	
子女基因型	AA	Aa	Aa	AA
子女表现型	双眼皮	双眼皮	双眼皮	双眼皮

(2)	P		AA × AA		
			双眼皮　双眼皮		
			↓		
	子女基因型	AA	AA	AA	AA
	子女表现型	双眼皮	双眼皮	双眼皮	双眼皮
(3)	P		AA × aa		
			双眼皮　单眼皮		
			↓		
	子女基因型	Aa	Aa	Aa	Aa
	子女表现型	双眼皮	双眼皮	双眼皮	双眼皮

如果父母都是单眼皮，则子女一定是单眼皮：

P		aa × aa		
		单眼皮　单眼皮		
		↓		
子女基因型	aa	aa	aa	aa
子女表现型	单眼皮	单眼皮	单眼皮	单眼皮

耳朵的遗传

耳朵的外形特征有很多，如长耳、短耳，宽耳、狭耳，有耳垂、无耳垂，猫耳、普通耳。研究表明，长耳对短耳是显性的，宽耳对狭耳是显性的，有耳垂对无耳垂是显性的，猫耳的耳轮后部向前卷曲，对普通耳形是显性的。

耳朵性状的遗传与眼睛性状的遗传类似，前面提到的几种外形特征分别受一对等位基因控制，可以仿照眼皮性状的遗传图解进行推演，这里不再赘述。

鼻子的遗传

鼻子的外形特征比较简单，我们一般从鼻梁、鼻孔、鼻翼来观察它。例如，有高鼻梁和低鼻梁的区别，大鼻孔和小鼻孔的区别，宽鼻翼和窄鼻翼的区别。以鼻翼的宽窄为例，多数人的鼻翼宽度和两眼之间的眼距差不多，如果一个人的鼻翼宽度明显大于或小于眼距，看起来就不美观。如果我们仔细观察，鼻子的特征还有很多，如鼻梁是否挺直、鼻孔是否外翻等，要是加上雀斑等外部特征，就更加复杂了。

研究表明，一个人鼻子的外形特征只受父母当中一人的影响，就好像这些基因打包遗传给后代一样。就是说我们在鼻子这个器官上，只能说你的鼻子像父亲，或者说你的鼻子像母亲，而很难发现鼻子的这种特征像父亲那种特征像母亲的例子。

除了外部特征，鼻子的功能也是遗传的。我们常发现某个家庭的人对某种气味特别敏感，而其他家庭的人则对这种气味不敏感。有的人嗅觉比较敏锐，能分辨出很多气味之间细微的差别，多数人则做不到这一点。不过，鼻子功能的遗传比较复杂，应该是由多对基因控制的。

舌头的遗传

下面我们做一个简单的实验：请你把舌头伸出来，看看能不能卷成一个筒状。在让周围的人都做了这个动作之后，你会发现有少数人的舌头不能卷成筒状。舌头能否卷成筒状是由一对等位基因控制的，能卷成筒状是显性性状。当然，事实并没有这么简单，即使是卷成筒状的动作，不同人之间也有众多的差异。例如，有的人不但能把舌头卷成筒状，还能将它向一侧翻转，将这个“筒”侧放在两唇之间。

舌头的功能也是遗传的。在一次意外中，美国科学家福克斯发现他的助手可以尝到苯硫脲的苦味，而他毫无感觉。经过进一步实验，他发现有的人在苯硫脲浓度极低的情况下就能尝出苦味，有的人在很高浓度下依然尝不出苦味。第一类人为苯硫脲尝味者，第二类人为苯硫脲味盲者。这种性状是由一对等位基因控制的，苯硫脲尝味者体内含有一对纯合的显性基因(DD)，苯硫脲味盲者体内含有一对纯合的隐性基因(dd)，杂合体(Dd)的尝味能力介于二者之间。

九、人体的变异

你知道吗？生物的变异现象是普遍存在的。例如，我们看到所有的猫都有个“猫样”，所有的牛都有个“牛样”，如果猫看我们，也都是一个“人样”。其实，如果仔细观察，就会发现每只猫都是独一无二的，每头牛也是独一无二的，正如我们每个人都是独一无二的一样。有人说，世界上没有两片相同的树叶。这种说法也体现了变异的观点。

前面提到的“一母生九子，连母十个样”，说的就是生物的亲代与子代之间、子代与子代之间都存在着差异，这种差异就是变异。还有，我们看到即使是长得非常像的同卵双胞胎，相互之间也会在长相上存在细微的差别，他们在为人处世、脾气秉性和学习成绩等方面也会有所差异。

产生这些变异的原因是什么呢？人体内有 23 对染色体，假设每对染色体上只有一对等位基因，通过减数分裂产生的生殖细胞就会有 2^{23} 种。何况每对染色体上都有上千对基因，加上基因突变、染色体变异等因素，人体可能产生的生殖细胞的类型简直就是天文数字。在精卵结合形成受精卵的时候，不同类型的生殖细胞随机结合，就可以形成多种多样的后代。亲兄弟或亲姐妹的基因完全相同的可能性有多大？我们按每对染色体上只有一对等位基因来计算，父亲产生的精子和母亲产生的卵细胞类型都是 2^{23} 种，子代类型就是 2^{46} 种，亲兄弟基因完全相同的概率就是 $1/2^{46}$ 种，这个数值接近于 0。如果考虑每对染色体上有上千对等位基因，再考虑上基因之间的连锁互换以及基因的突变，亲兄弟、亲姐妹体内的基因完全相同的可能性几乎没有。这就是生物存在那么多变异类型的原因。

如果一个双眼皮有耳垂的纯合体(AABB)与一个单眼皮无耳垂的纯合体(aabb)结婚，他们的子女都是双眼皮有耳垂，但都是杂合体(AaBb)，如果这些子女与基因型相同(AaBb)的个体结婚，子代就会出现双眼皮无耳垂(A __ bb)和单眼皮有耳垂(aaB __)的新类型，这两种新类型的出现就是由基因重组导致的。

众多的变异类型可以让人类能适应环境的变化。在变化的环境中，即使有一部分人因为不适应环境而死亡，仍然有很多类型的人能适应这种变化而生存下来，这就使人这个物种不会消亡。当遇到某种严重的瘟疫的时候，虽然有一部分人患病死亡，但一定有一些拥有有利变异的人存活下来继续传宗接代，保证人类的生存繁衍。

第八章　人的个体发育与进化

一、人的个体发育

新生命的开始

你知道吗？地球上的高等生物多数都是通过有性生殖繁殖后代的。受精卵是第一个体细胞，也是新生命的开始。

不知你注意过没有，有的人是双眼皮，有的人是单眼皮；有的人发旋是左旋的，有的人发旋是右旋的；有的人有耳垂，有的人无耳垂。如果你仔细观察，人与人之间的区别很多，共同之处也不少。它们造成了不同人在身高、长相、智力等方面存在共同点，也存在差异。人体的这些形态、结构或生理功能方面的特点被称为性状。在人的体细胞中有 46 条染色体。染色体上有遗传物质 DNA，DNA 上有控制人体各种性状的基因。体细胞中的染色体都是成对存在的。人体能够通过减数分裂产生生殖细胞(精子或卵细胞)。生殖细胞中具有体细胞染色体一半数目的染色体，同时也就具有体细胞基因一半数目的基因。

男性产生的精子与女性产生的卵细胞结合，形成受精卵。受精卵中具有与双亲体细胞染色体一样数目的染色体，也就拥有完成个体发育所需要的全部基因。受精卵再通过细胞分裂、组织分化和器官形成，就发育成了一个新个体——婴儿，这就是新生命的开始。

人的胚胎发育

你知道吗？高等动物的胚胎发育过程大体相同，都分为受精卵→囊胚→原肠胚→幼体四个阶段。俗话说“十月怀胎，一朝分娩”，指的是人的胚胎发育大约需要“十个月”的时间(实际为40周左右)。

受精卵是在母亲的输卵管里形成的，它很快就开始进行细胞分裂。此时消耗的能量来自卵细胞内储存的营养。受精卵一边分裂，一边运动到子宫里，在子宫里找到一个合适的落脚点便开始着床。受精后7～10天的时候，胚胎长出了一个尖尖的类似于钻头一样的结构，钻入子宫内膜，后来这部分结构发育成了脐带。此后，胚胎就从母体获取营养物质了。

刚着床的胚胎很小，早孕测试不容易检查出来。下面我们以4周为间隔，看一下胚胎的结构和发育特点。

第4周，胚胎的脑和呼吸系统开始发育，出现发育不全的心脏。此时从外观上看，胚胎很像一只小小的海马。

第8周，胚胎的心脏开始跳动，此时的胚胎像正在变成青蛙的小蝌蚪一样，四肢正在发育，尾巴逐渐消失。此时的胚胎只有20毫米长，头部的长度超过了体长的一半，这是由于大脑是人体各种生命活动的指挥中心，需要优先发育。

第12周，胚胎已经形成了四肢，此时胚胎的组织器官都已形成，可称为胎儿。此时，胎儿长约8厘米，重20克左右，完全形成了一个小人形，但是头部所占比例仍然很大，约占身体全长的一半。

第 16 周，胎儿长约 16 厘米，胎重约 110 克。此时的胎儿看起来还非常小，但已经会动了。他会用嘴嘬拇指，伸伸小脚丫，眯起眼睛，有时甚至会翻跟头。这些运动行为母亲能感受到，这就是我们一般说的胎动。此时，胎儿的新陈代谢也非常活跃，心跳每分钟可达 160 次。

第 20 周，胎儿的身长约为 25 厘米，胎重约 320 克。现在，胎儿的四肢都已经发育完善，运动也非常频繁，翻跟头的频率增加了。胎儿开始吞咽羊水，并且开始排尿了。

第 24 周，胎儿的身长约为 30 厘米，胎重约 630 克。此时的胎儿还显得比较瘦弱，但几乎占满了母亲的子宫。这一阶段，胎儿显得很活跃，不停地踢腿，打嗝，做运动。胎儿的听觉器官已经发育得很完善了，汽车的喇叭声、电钻声等噪声都会让他烦躁，轻柔舒缓的音乐会让他安静。从这时开始，一些母亲会选择读书、播放音乐等方式进行胎教。

第 28 周，此时胎儿身长约 35 厘米，胎重约 1 150 克。科学家推测，由于此时胎儿的大脑逐渐发育完善，胎儿可能开始做梦了。虽然他们的梦境我们还无法知晓，但要注意补充有利于大脑发育的营养，还要注意不要吃对胎儿有害的药物，让宝宝聪明健康。

第 32 周，胎儿身长约 40 厘米，胎重约 1 800 克。这时，胎儿的皮下脂肪增多，皱纹减少，显得越发可爱了。在这一阶段，母亲怀孕的负担越来越重，她会经常感到疲惫，频繁的胎动也让母亲休息不好。由于胎儿越来越大，开始挤占胃部空间，母亲常因胃部不适导致食欲下降。胎儿的头位开始下降，进入分娩的准备阶段。

第 36 周，胎儿的身长达到 45 厘米，胎重约 2 700 克。这时，胎儿的肾脏已发育完善，能比较容易地观察到排尿的现象。此时，母亲的肚子看起来很大很重，连肚脐眼都向外凸出来，母亲常常会感到下腹坠胀。其实，还有一个月宝宝才会出生。

第40周，胎儿的身长约50厘米，胎重约3 500克。这时宝宝的身体已经发育得非常完善，各方面体征已经适于生产，可能随时会出生。

人的胚后发育

你知道吗? 宝宝出生以后，发育还在继续，这就是胚后发育。人的胚后发育可以分为婴儿期、幼儿前期、幼儿期、童年期和青春期等阶段。

初生婴儿的骨有300多块，以后因相互愈合数目逐渐减少。例如，5块骶骨愈合成一块，4～5块尾骨愈合成一块。2块坐骨、2块髂骨和2块耻骨愈合成2块髋骨。到成年的时候，人体只剩下206块骨。

新生儿的脊柱只有简单的向背侧弯曲。出生3个月以后，婴儿开始抬头、学坐，8个月以后爬行，1岁左右学习站立、走路。在这些活动过程中，脊柱的4个生理弯曲逐渐形成。脊柱在儿童期和青春期都在发育，容易因为坐姿不正导致侧弯、驼背等畸形。

青春期是一个生长和发育发生重要变化的时期，其中人体形态发育的显著特点是身高突增和体重增加，另外，神经系统和心、肺等器官的功能也显著增强。青春期是人一生中身体发育和智力发展的黄金时期。性发育和性成熟也是青春期的重要特征。进入青春期以后，男孩和女孩的性器官都迅速发育，男性的睾丸和女性的卵巢重量都增加，并能够产生生殖细胞和分泌性激素，性激素能促进第二性征的出现。第二性征是指男女之间除了性器官之外的性别差异。例如，男性出现阴毛、腋毛、胡须以及突出的喉结等，还出现声音变粗的变声现象等。女性的第二性征主要表现为出现阴毛、腋毛，乳房增大，骨盆变宽大和乳腺发达以及声音变高、变细等。

二、人的进化历程

自古以来，人类对自己的起源问题就非常关注。古人崇拜各种图腾，包括崇拜各种动物的图腾。古代印第安人的氏族有狼氏族、羚羊氏族、兔氏族、熊氏族等，他们认为是神灵让这些动物变成人形并成为自己的祖先。在一些部落里，氏族成员不吃本氏族崇拜的动物，就是受了这些传说的影响。我国古代有女娲抟土造人的传说，西方有上帝制造亚当，又用亚当的一根肋骨制造了夏娃的传说，都是对人类起源的解释。

16 世纪时，比利时医生、解剖学家安德烈·维萨里发现男性和女性的肋骨数量是一样的，使人们对上帝造人说产生了怀疑。到了 18 世纪，法国博物学家乔治·布丰提出人和猿是一类动物的观点。他说："猿同属于人类的小家庭。"法国博物学家拉马克借鉴了布丰的观点，提出了人类起源于猿的学说。他认为在古代，由于气候逐渐干旱，一个古猿种群被迫到草原上生活，这样它们就不能像原来那样在树上攀缘，而只能下地直立行走，直立行走使手脚出现了分工。古猿出于群体生活的需要，丰富了叫声和表情，产生了语言。

1859 年，英国博物学家达尔文的《物种起源》一书出版，在这本书里，他提出了以自然选择学说为核心的生物进化理论，为科学解释人类起源提供了理论支持。

英国博物学家托马斯·赫胥黎是达尔文学说的坚定支持者，他于1863年出版了《人类在自然界的位置》一书。在这本书中，他提出了人和猿是由共同祖先进化来的这一观点。

之后，德国博物学家恩斯特·海克尔在他的著作《自然创造史》中描绘了人类起源的进化树，用大量的事实论证了人和猿是由原始的共同祖先进化来的。

达尔文参照这些科学家的观点，结合自己多年的研究，在1871年出版了《人类的由来及性选择》一书。在这本书中，达尔文提出了比较科学的、后来为世人普遍接受的人类起源学说。他用自然选择和性选择的观点解释人类的进化问题，从身体结构、生理、心理等方面论证了人与猿之间的亲缘关系，也从直立行走、手、牙齿、大脑、智力等许多方面解释了人比猿进化的地方。

人类的出现是生物进化史上的重大事件，也是生物发展史上的一次重大飞跃。如果把生物进化的全部时间看作一天，那么人类是在最后1秒出现的。人类出现以后，地球上的生物演化秩序逐渐被人类干扰和控制，随着工业文明的开始，人类对地球环境的影响也越来越大。人类有语言，会劳动和制造工具，从这个意义上看，人类已脱离了动物范畴。研究表明，人类由猿类分化出来，并逐步发展为现代人，是通过劳动和若干次进化上的飞跃实现的。下面我们来了解一些人类进化的知识。

人类与其他动物相似的特点

你知道吗？人类属于灵长目人科人属，从生物学方面考虑，人是一种动物。从亲缘关系上看，人与类人猿（包括大猩猩、黑猩猩、长臂猿、猩猩)(图 8-1)的亲缘关系最近。黑猩猩是人科黑猩猩属的动物，黑猩猩与人类的基因相似度高达 99%，大约在 600 万年前与人在进化的道路上分道扬镳。

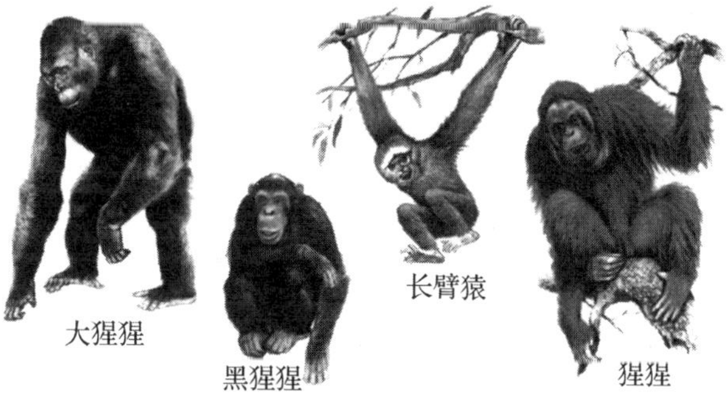

图 **8-1**　几种类人猿

人与其他哺乳动物有很多一样的地方。人体的主要器官如眼、脑、心、肺等，哺乳动物都有，而且从结构和功能上也和这些动物的器官非常相似。有些器官，如盲肠、动耳肌、尾巴等，在人体内已经退化，但在其他哺乳动物身上还在正常发挥作用。有时，在人体上会出现一些返祖现象，如长有尾巴、全身长毛、有多个乳头等，这也可以说明人与哺乳动物有着或远或近的亲缘关系。

人与类人猿的相似性更大，如二者都有 32 颗牙齿、1 对乳房、臀部无疣等，其他如耳郭的形状、全身骨骼肌肉的形态结构等也都非常相似。从遗传物质的主要载体——染色体来看，人类有 23 对染色体，现存的类人猿的染色体数目比人类多一对，即 24 对。看起来人类与类人猿在这一点上有很大差别，但有学者通过比较研究发现，人类的 2 号染色体是由 2 条染色体融合而成的，人类其他染色体上的基因与黑猩猩每条对应染色体上的基因都非常接近。

从生理上看，大猩猩、黑猩猩、猩猩和人的月经周期都是30天左右；人的孕期为280天左右，大猩猩的孕期为260天左右，黑猩猩的孕期为240天左右，猩猩的孕期为230天左右；人和这些类人猿还有相似的血型系统。从寿命上看，目前人类的平均寿命为70岁左右，这些类人猿的平均寿命约为40岁，也比较接近。

从病理上也可以看出人类与类人猿的亲缘关系非常近。例如，人类会患一种传染病——肠伤寒，黑猩猩也会患这种病，而一般猿类则不会。其他如霍乱、梅毒等人类疾病都曾在黑猩猩身上发现过。人体的很多寄生虫，如蛔虫、虱子，也同时是类人猿的寄生虫。

在心理上，类人猿，特别是黑猩猩，有与人类极为相似的喜、怒、哀、乐等情绪，在表情上与人类也非常接近。

人与动物的区别

你知道吗？人与动物有什么区别？一般认为有语言、有思维、能控制自己的行为、会直立行走是人类的主要特征。其实，一些在我们看来很平常的特征也是人与动物的重要区别，是通过长期的进化才形成的。

通过长期的进化，人与其他动物有了很多区别。例如，人能真正地直立行走，有非常明确的上下肢分工，有真正的语言，有发达的大脑等。总的来看，人比其他动物进化程度高。与其他动物相比，除了语言、思维以外，还有一些在我们看来非常普通的特征，也体现了人类的进化。

双眼在前

双眼在前是向人类进化的必要条件之一。只有拥有在前面的双眼，才可以形成三维图像，这可以使人更直观、更清楚地了解世界，同时也有利于大脑的进化和手的精细化动作。看得清，才能拿得准。人的手能完成各种精细复杂的动作与眼睛在前能准确判断距离有直接关系。我们再看马、牛、羊、兔等哺乳动物，它们的眼睛在头部两侧靠前的位置，虽然既能看到两侧的物体，也能看到前面的物体，但它们的两只眼睛重叠的视野范围很小，这使它们的距离感变差。为什么会有“守株待兔”的故事产生？这是因为兔子在快速奔跑时由于判断不准距离而撞在木桩上。猫头鹰的眼睛和人类一样在正前方，它们对距离的判断非常准确，而且它们的头可以转 200 多度，再加上眼睛本身的视野，大大扩展了视野。一些低等动物，如爬行动物、鱼类，它们的眼睛也是在头部两侧，这些动物看东西时的距离感就更差了。

群居生活

群居生活当中的相互合作是社会生活的开始。在动物界，营群居生活的动物都是成功进化的动物。在低等动物中，蜜蜂和蚂蚁是成功的群居动物；在高等动物里，人、狮子、鬣狗也是成功的群居动物。在群居生活里，动物之间需要交流、互助、争斗。这些正面的合作和负面的竞争都会促进大脑的发展。为什么群居生活的动物在进化上更成功一些？因为群居是社会分工的开始。有了社会分工，动物的劳动和摄食效率会更高，生存概率更大；有了社会分工，不同的动物个体才有了不同的“专业”，就能将某一件事情做得更好。从生态系统的营养结构来看，位于食物链顶端的动物大多是群居动物。人类的远祖——古猿就是一种营群居生活的高度社会化的动物。在进化成人类的过程中，古猿社会化生活的特征得到了进一步的积累和加强。

古猿不是凶猛的食肉动物，也不是善于奔跑的食草动物，更不是营穴居生活的小型动物，这种特点决定了它们必须采取更有效的策略避免被食肉动物捕杀。艰难的生存环境使古猿无法依靠个体的力量单独生存，它们必须分工合作才能获得食物、抵御严寒和防止食肉动物的侵害。这种分工合作就弥补了个体智慧和力量的不足，使物种得以延续。

那么，群体靠什么力量让大家团结在一起呢？我们在狮子、鬣狗等食肉动物的分工合作中可以看到古猿社会的一些影子。高等动物由于雄性之间存在嫉妒与争斗，种群不能长久维系，有些时候甚至会被大大削弱。要脱离动物的范畴，古猿必须形成较大的持久稳定的集团式种群，只有这种种群才能实现向人类的转变。这就是为什么人类社会是从母系氏族公社开始，发展到一定阶段才进入父系氏族公社。

古猿由于经常使用天然工具，逐渐积累生活经验，它们的智慧也在逐步提高。它们逐渐脱离动物的本能，萌发出人类特有的意识。这在现代人类的近亲——黑猩猩身上可以看到。黑猩猩不但能使用树枝、石块等天然工具，还能对这些工具进行一定的改造。例如，要取食蚁穴里的蚂蚁，它们会将树枝上的小枝去掉，将树皮剥下，以便伸进蚁穴里“钓”蚂蚁(图 8-2)。要砸碎坚果，它们知道选择大小适宜的石块，再在裸露的树根上找一个合适的小坑，将坚果放进小坑里用石块砸碎。这样既不会将坚果

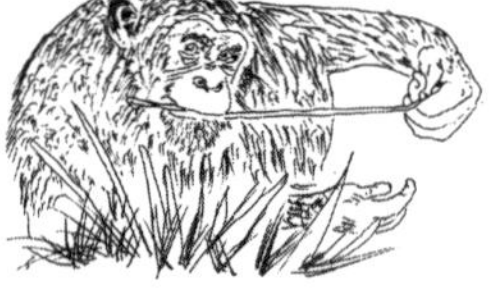

图 **8-2** 黑猩猩“钓”蚂蚁

砸飞，也不会砸得粉碎。“琢磨”是一种高级的思维方式，黑猩猩是除人类外为数不多的能够“琢磨”的动物。曾有科学家将香蕉挂在天花板上，屋内有三个木箱和一只黑猩猩。黑猩猩经过琢磨之后，能够将三个木箱摞起来，站在上面取下香蕉。还有，黑猩猩能够分辨出镜子里的是“自己”还是“别人”，这是它们有自我意识的象征。有自我意识的动物不多，除了黑猩猩，大象也能做到这一点。如果在公鸡面前放置一面大镜子，公鸡就会愤怒地叨啄镜子里的影像，因为它意识不到镜子里的公鸡其实是自己。当古猿有了自我意识之后，它们向人类就又靠近了一步。

大约在一万年前的旧石器时代，人类的社会生活发展到一个新时期：母系氏族公社。白裤瑶是瑶族的一个支系，主要聚居在我国广西壮族自治区西北部，堪称母系氏族公社向父系氏族公社过渡的活化石。这个族群在婚前的两性交往上，体现了母系氏族公社文化的遗存。在婚前恋爱中，女性占主导地位，她们会主动选择心仪的男性，并展开大胆追求，男性则处于从属地位。等到结婚之后，女性就要跟随丈夫居住，绝对服从丈夫的领导，这又是父系氏族公社的特征。

母系氏族公社和父系氏族公社都是靠血缘关系维系族群的。这种方式比一般动物那种松散的、争斗激烈的族群更加进化了。在族群里，成员之间靠血缘（亲情）建立了稳定的同盟关系，使子代得到无微不至的照顾，也使子代能很好地从亲代那里学习生活经验和生存技能。与此同时，族群的文化还要求每一个成员都要承担起自己应尽的义务，令他们在分工与合作过程中每一个人的利益达到最大化。这就是人类社会生活的进化过程。

直立行走

直立行走的出现进一步促进了人类的进化。在坦桑尼亚发现的脚印化石表明，大约 360 万年前就出现了能够直立行走的人类。

在动物界，像人类这样拥有四肢却只用两条腿走路的动物不多。袋鼠靠两条后腿跳跃前进，猴子、猩猩都可以用类似于人类的姿态走路，但它们都做不到像人类那样直立行走。所以，直立行走是人类独有的特征，是人类区别于其他动物的标志性行为。

直立行走使人体的结构发生了一系列适应性变化：下肢骨增长、骨盆变短增宽、身体重心下移、脊柱呈 S 形等。直立行走使后肢负责运动，前肢被解放出来从事更加复杂、更加重要的活动。而那些适应树栖生活的猿类则是上肢长于下肢，身体重心较高。它们的脊柱也没有人类那样的四个生理弯曲，而是简单地弯曲成弓形。这种身体结构使它们在偶尔直立时重心不稳，所以它们在地面活动时常呈半直立姿态，走路时也只能连爬带走。

是什么导致了人类的直立行走？

在新生代的第三纪（6 500 万年～180 万年前），地球上开始了大规模的造山运动，这使地球地形出现了巨大的变化。再加上第四纪冰川期（300 万年～200 万年前）的影响，地球上原来温暖湿润的地区逐渐缩小，大片大片的森林逐渐变成了草原。渐渐地，一些古猿离开森林来到草原生活。这里没有高大的树木可以隐蔽和躲藏，也不能像以前那样从树上获得食物。在开阔的草原上动物向不同的方向演化。一些食草动物，如羚羊、鹿的祖先，变得特别能跑；一些食肉动物，如猎豹、狮子的祖先，拥有锋利的牙齿、强健的体魄；还有一些动物，如野兔、猫鼬的祖先，会挖洞隐藏。人类的祖先则让后肢承担运动的功能，用手抓握树枝和石块来防御猛兽，用手抓捕小动物或挖取植物根茎来食用。由于草原上视野开阔，人类的祖先要生存下来必须和其他动物斗智斗勇。渐渐地，人类的祖先与其他动物差异越来越大，手的功能也越来越复杂，能采集到更多的食物。直立行走可以最大限度地解放上半身，在迁移的时候可以用手抱孩子，用背背食物。这样，人类的祖先在残酷的生存斗争中就有了优势。

现代人的一只手就有 5 块掌骨、8 块腕骨、14 块指骨，还有复杂的血管和神经支配着 59 块肌肉。这使现代人的手十分灵巧，能做出上亿种动作。钢琴家的手可以在 1 秒内敲击琴键十几次，外科医生的手可以缝合直径不到 1 毫米的血管，微雕师可以在一粒米上雕刻 1 400 多字的《逍遥游》。手的进化反过来又促进了大脑的进化，最终形成了人这个物种。

嘴巴后移

我们可以观察到这样一种现象，嘴巴向前突出的动物，它们的前肢一般不能辅助进食，突出的嘴巴可以更方便地摄食，如我们常见的马、牛、羊。而人类的嘴巴后移了，如果我们尝试一下像马一样用嘴直接取食，就会觉得非常不方便，不如用手拿起来吃。我们同样可以理解，对马、牛、羊来说，用手(前肢)来拿取食物是多么困难，还不如一伸脖子用嘴直接吃了省事。这个例子可以让我们理解手的作用有多么重要。手从支撑体重的任务中解放出来，是因为人类会直立行走。人类的直立行走是长期进化出来的。应该说，自从人类学会了直立行走，嘴巴的主动取食功能就逐渐退化，变得越来越依靠手来辅助进食，这导致人类的嘴巴逐渐后移。我们只要看一看北京周口店山顶洞人(北京人)的头部复原模型就会发现，当时的原始人与现代人相比嘴巴还比较突出，这说明古人类的手还不十分发达，有时还要靠嘴巴直接从地面上或树上舔舐食物。

有良好的发音器官和善于思考的大脑

在人类进化过程中，那些简单的鸣叫已经不能适应越来越复杂的信息传递要求，人类通过自然选择进化出了丰富的语言和复杂的表情。与此同时，人类的大脑得到了进化，从脑的容量到大脑皮层的复杂程度都得到了空前的提高。

人类之所以成为万物之灵，主要是因为有发达的大脑。尽管现代医学和生物学高度发达，可以移植心脏、肝脏、肾脏等重要器官，可以克隆包括哺乳动物在内的多种生物，但现在人类对于自己的大脑还知之甚少，大脑的奥秘还是人类最希望解开的一个谜。

达尔文学派认为，人类的祖先在400万年前就通过使用工具来狩猎。只有大脑发达的个体才能制造出优良的工具，而拥有优良的工具才能获得更多的食物，才能在残酷的生存斗争中获得胜利，才有更大的生存机会。这种选择势必会使大脑发达的个体越来越多。

还有的研究者认为人类发达的大脑来自基因突变。研究者发现黑猩猩的脑骨骨化时间比人类早，这可能是限制黑猩猩大脑进一步发育的原因。他们推测，人类的祖先最初可能与黑猩猩一样，只是后来发生基因突变，使脑骨愈合的时间滞后，这为大脑打开了发展的空间，使脑容量增大，才使人类的智力出现了巨大的飞跃。

有一双灵巧的手

人类与其他动物之间还有一个明显的区别：人类拥有一双灵巧的手。用这双灵巧的手，人类能够捡起微小的食物颗粒，也能将食物中细微的杂质剔除出去，还能缝制衣服、制作工具。与猛兽格斗、采集、狩猎和打鱼也要依靠这双灵巧的手。

手是直立行走之后才出现的。直立行走将支撑体重的任务完全交给了下肢，上肢才能够解放出来从事其他活动。最初，古猿的手只能做一些简单的动作。随着进化，手的功能越来越复杂，能从事的活动也越来越多。

手是和大脑一起进化的。一方面，手的进化程度取决于大脑的复杂程度；另一方面，手的进化又反过来促进了大脑的进化。这就是弗里德里希·恩格斯提出的“劳动创造了人”的观点。手不仅是劳动的器官，也是劳动的产物。大多数灵长类动物的手掌宽大、大拇指较短而其余四指较长，这是与它们的攀爬生活相适应的。人类的手掌短小，大拇指较长而其余四指长度适中，这使人类比其他灵长类动物能更精准地抓握物体。大拇指能与其他四根手指中的任何一根对握，这使人的手能够做出各种精细复杂的动作。这些都是长期进化形成的，其他灵长类动物是无法完成的。

人类的手还是进攻的武器。人在握拳时，大拇指能将其他手指紧紧包住，这是其他类人猿做不到的。人类没有如尖牙、利爪、犄角等其他猛兽那样的进攻性武器，但人可以随时抓握工具进行防御或进攻，也可以攥紧拳头击打来犯之敌。人在握拳的时候，关节外凸，使接受打击的物体受力面积变小，使拳头的威力变大。研究表明，用拳头击打比用手掌击打能多传递15%的能量，而挥拳相向是连黑猩猩这样的高级灵长类动物都无法做到的动作。拥有了这样的手之后，人类用于进攻的武器大大丰富了。最终，通过人手制作的武器超越了猛兽的尖牙利爪，人类就从被捕食者一跃成为顶级的猎人了。

人类进化的几个阶段

你知道吗？ 人是怎么进化来的？一般认为，人类的进化可以分为古猿、直立人(猿人)、早期智人(古人)和晚期智人(新人)四个阶段(图 8-3)。

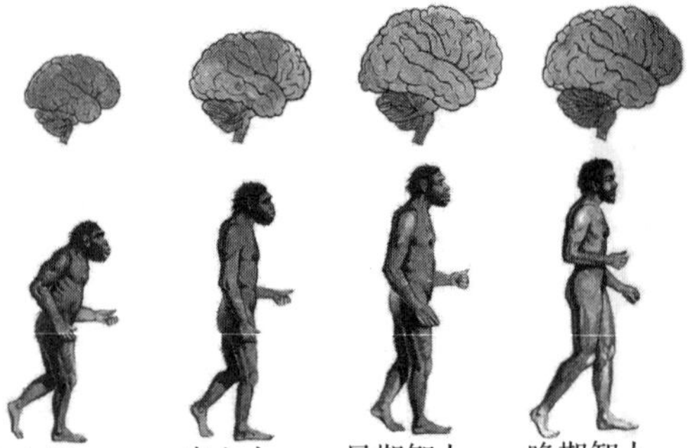

图 **8-3** 人类进化阶段

古猿阶段

人是从古猿中的一支演化而来的。国际上普遍认为人类分化是从腊玛古猿(图 8-4)开始的，其时间为距今 1 400 万～800 万年前。在我国云南省禄丰县东北的庙山坡曾发现过腊玛古猿的牙齿化石。腊玛古猿是从猿到人的一个过渡类型，是人类最早的祖先。它们开始离开森林来到广阔的草原生活，由于草原上缺少可供隐蔽的遮挡，所以生存环境比森林更加恶劣，腊

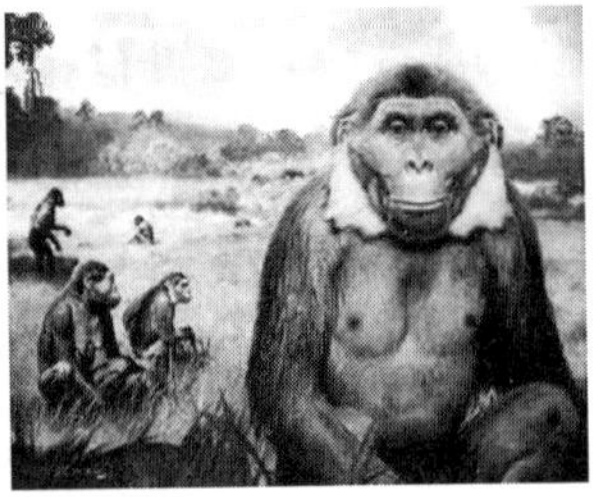

图 **8-4** 腊玛古猿想象图

玛古猿随时都可能成为食肉动物的捕食对象。之后的化石代表为南方古猿(图 8-5)。南方古猿出现于距今 400 万～100 万年前，雄性个体明显比雌性个体大，它们能够前肢离地走路，虽然有些步履蹒跚，但双手能较长时间离开地面

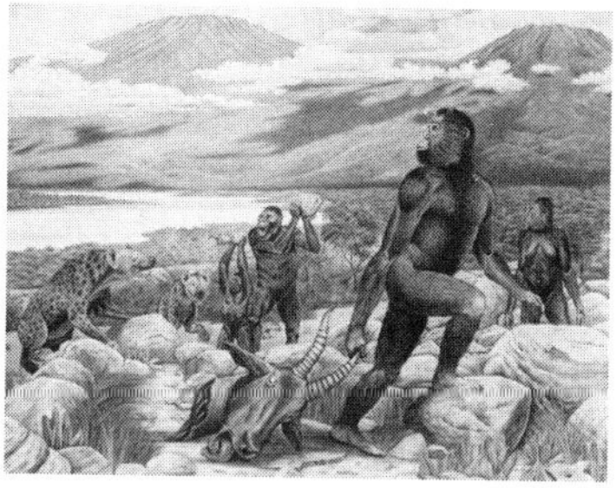

图 **8-5** 南方古猿想象图

从事一些其他的动作。但它们还保持着灵长类远祖的攀缘特征，所以它们的行走还不能被称为真正的直立行走。南方古猿已经从丛林转移到地上生活，它们走路时身体前倾，能够制造简单的工具。为了食物和领地，不同族群之间经常相互残杀。南方古猿既无强壮的身体，又无快速奔跑的能力。科学家在一个南方古猿的头骨化石上发现了两个洞。从两个洞的大小和距离判断，这应该是一种豹的犬齿留下的，由此推测南方古猿可能经常遭到其他猛兽的猎杀。恶劣的环境决定了头脑发达的古猿才能比较容易地生存下来。经过长期的选择与进化，南方古猿的大脑逐渐变得发达，脑容量达到了现代人的三分之一。他们的行为越来越复杂，逐渐练就了制造复杂工具的本领。

1969 年，在东非坦桑尼亚发现了一些古人类的头盖骨、上下颌骨、牙齿、上下肢骨的化石。通过碳十四鉴定，这些古人应该生活在距今 300 万～150 万年前。这时的古人被定义为“能人”。能人的脑容量约为 630 毫升，已经能够直立行走，但走路的姿势仍与现代人有很大不同。他们的手指已经比较灵活，虽然和现代人比还差很多。能人能用砾石打制一些简单的砍削工具，在他们生活的环境周围有许多动物的骨化石，说明能人的智商比较高，已

经能比较轻松地猎获其他野生动物。这一时期是“旧石器时代”的开始。

直立人阶段

直立人是人类的直接祖先，生存于距今 200 万～30 万年前。直立人头骨低平，眉脊骨突出，牙齿较大。

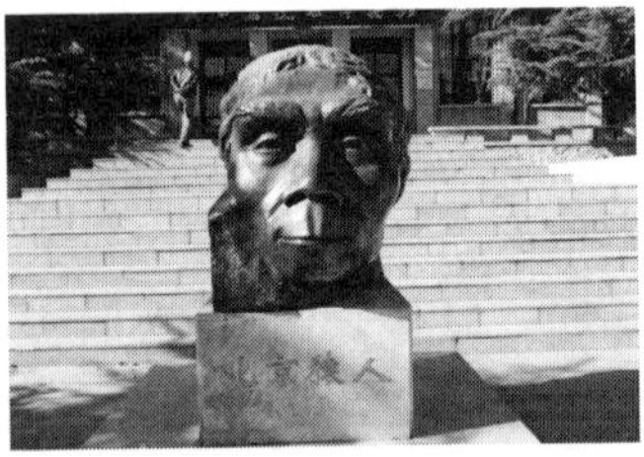

图 **8-6** 北京猿人头像

北京猿人(图 8-6)属于直立人，生活在距今 50 万～24 万年前。北京猿人化石于 1929 年 12 月在北京周口店龙骨山首次被发现，挖掘出的头盖骨、下颌骨、胫骨等分属 40 多个男女个体，同时挖掘出的还有约 10 万件石器，并首次发现了人类用火的遗迹。北京猿人的平均脑容量为 1 059 毫升，与现代人的 1 400 毫升已经比较接近。他们的头骨厚度约为现代人的 2 倍，牙齿也比现代人的粗壮硕大，面部比现代人前凸。这说明北京猿人的食物没有现代人的精细，但比能人的要精细多了。他们的手还不如现代人发达，一些细小的食物颗粒还不能用手拿起来送到嘴里，所以他们还要时常用嘴直接舔食。此外，在周口店还发现了 100 多种动物化石，这说明北京猿人的狩猎活动比较频繁，也可以体现他们有较高的智商。北京猿人遗留的化石之丰富，在周口店居住的时间之长，都堪称古人类进化史上的第一。由出土情况来看，北京猿人已经会制作较为复杂的石器工具了；从挖掘出的灰烬来看，北京猿人已经会用火了。会用火是一个巨大的进步，火不仅能让其他猛兽望而生畏，也改变了人类的饮食。对于一些难以咀嚼和消化的食物，用火烤熟了吃，可以使人们不再吃生硬粗粝的粗食，食物中的营养得到了更充分的利用，也使人的牙齿和肠胃得到了较好的保护，这就使人的寿命大大延长。寿命延长又会使个人在生产和生活中积累的经验增多，子代得到更好的照顾，这也让人类的进化走上了良性循环。从生活上看，北京猿人开始有了美的追求，他们用一些动物的骨骼、贝壳来装扮自己，这说明北京猿人已经从每天忙于摄食中解放出来，有空从事一些休闲娱乐活动。而只有这样，才可能产生各种社会分工，如采摘野果、狩猎、打磨石器等。

早期智人阶段

早期智人是生活于距今 20 万～5 万年前的古人类，文化阶段相当于旧石器时代中期。欧洲的莫斯特文化、西亚的勒瓦娄哇文化与此阶段文化相当。考古学家在亚洲、欧洲和非洲先后发现了 50 多处早期智人的遗址，发掘出 130 多件人骨化石。我国已发现的化石有湖北西部的长阳人(距今约 19 万年)、广东曲江的马坝人(距今约 12 万年)、山西襄汾的丁村人(距今约 10 万年)等。早期智人能用兽皮缝制衣服抵御寒冷，他们有比较熟练的人工取火技术，能用修理石核技术来制造比较精细的石器。从族群关系来看，早期智人已具备了组成原始社会的条件。下面简单地介绍一下典型的早期智人尼安德特人。

尼安德特人的下颌突出，眉脊高，鼻子很大，适合在寒冷地区生活，他们的脑容量已经和现代人差不多。他们会用鹿角制成长矛、用动物骨、石片制成砍削用的刀具。人们曾发现大量的猛犸象骨骼，这些骨骼很有规律地排列在一起，很显然，这些猛犸象是被猎杀的。通过碳十四测定，这些猛犸象与尼安德特人生活在同一时期。尼安德特人能大量猎杀猛犸象这样的猛兽，说明他们的智商和捕猎技术非常高。可是，尼安德特人制造的长矛只能用手拿着近距离地杀伤猛犸象，他们还没有发明投射用的长矛，这么多的猛犸象是怎么被尼安德特人一次性地猎杀的呢？考古学家推测，尼安德特人应该是精心设计了一次火攻。在一个寒冷的冬天，草木枯黄，寒风呼啸，一群猛犸象正在草原上觅食。突然，草原上燃起了熊熊烈火，火借风势，风助火威，火势蔓延得很快。猛犸象群惊慌失措，然而象群的后面和左右两侧都是烈火，它们只好向着没有火的一面跑去。谁知前面是深不可测的悬崖，猛犸象别无选择，纷纷跳下悬崖。早已等候在悬崖下面的尼安德特人将摔死的猛犸象运回家里，作为冬天的食物。这就是那么多象骨有规律地排列在一起的原因了。由于拥有发达的大脑，尼安德特人不再靠蛮力去和猛兽拼杀，这样，再凶猛、再庞大的野生动物也不是他们的对手。也就是从这时开始，人类真正地脱离了动物的范畴。研究表明，人类从植食性的灵长类动物一跃而成为可以吃肉的杂食动物之后，进化速度又进一步加快了。

据推测，尼安德特人在社会生活方面也有了很大进步。人类社会当时已发展到母系氏族公社阶段，婚姻关系从族内婚发展到族外婚，成年男性集体到另一个氏族，与该氏族的女性结婚，但死后仍要将遗体安葬在本氏族的领地内。

晚期智人阶段

晚期智人又称新人，是一类生活在 5 万～1 万年前的古人类。晚期智人化石最早发现于法国克罗马农，所以常称晚期智人为克罗马农人。文化期相当于旧石器时代晚期。晚期智人在同自然界斗争的过程中，劳动经验和技能都有了更大的进步，已学会用火烤、用水煮食物，能熟练地用骨针缝制兽皮，制作比较合身的衣服，并学会了捕鱼。由于劳动水平提高，社会分工更加显著，已经有专门的艺人从事艺术活动，制造装饰品。1933 年在北京周口店发现的山顶洞人也属于晚期智人，他们有钻孔的石珠、蚌壳、兽齿等装饰品，有缝制衣服的骨针。这表明此时的人类已经会“琢磨”，说明他们有发达的抽象思维和逻辑思维，已经是真正的“人”了。在内蒙古乌审旗、四川资阳、广西柳江等地也发现了晚期智人的化石。这一阶段的人类虽然还有某些原始性，但总体上和现代人非常接近，并逐渐发展成为现代全世界的各色人种。

晚期智人阶段出现了原始的艺术。考古工作者在晚期智人生活过的洞穴里发现了狩猎野牛、鹿、野马等动物的壁画。在壁画中还有很多女性画像，这可能与当时母系氏族公社对女性祖先的崇拜有关。

在社会生活方面，晚期智人已经有了明显的社会分工。男性负责打鱼和狩猎，女性负责采集和照顾子女。由于狩猎活动有太多的偶然性，晚期智人的食物主要为采集的植物性食物，所以当时女性是氏族的中心，孩子只知其母不知其父。后来，由于人类开始有意识地种植某些植物并将其驯化成农作物，还对动物进行饲养和驯化，将它们变成家畜、家禽，男性逐渐成为主要的劳动力，男性的社会地位开始上升，人类社会逐步进入父系氏族公社阶段。

从新石器时代文明到现代文明

你知道吗？新石器时代文明开始于距今约 12 000 年前，与全新世的开始时期大致相同。此时，人类进化成了现代人，其他生物也几乎都是现代种。那时的自然地理状况仍然在不断地变化。全球气候逐渐转暖，海平面迅速上升，距今 11 000 万年前时，海面上升到目前海平面下 60 米的位置，距今 6 000 年前时，海面已接近现今位置。

在全新世，人类进入新石器时代。他们会磨制非常精巧的石器，之后又发明了陶器，并且有了原始农业和畜牧业。在中国北方，这个阶段有裴李岗文化、仰韶文化和红山文化等。红山文化距今约 5 500 年。当时的居民主要从事农业生产，还饲养猪、牛、羊等家畜，兼事渔猎。从出土的大量石器、陶器和玉器来看，当时的社会分工非常明确，手工业已经非常发达，有专门制作石器、陶器、玉器的手艺人。从社会组织结构来看，红山文化时期处于母系氏族公社向父系氏族公社的过渡阶段。

此后，人类进入铜器时代、铁器时代，直到今天的电子时代。人类从使用天然工具到自己制造工具，从应用天然火到人工取火，从石器时代到金属时代，一直到电能、原子能时代，人类在改造客观世界的同时也改造了自身。

世界万事万物都是有规律地发展的。人类是经过漫长的地质历史时期演化来的。但是，人类出现以后，地球被人类改造的速度远比自然演化的速度要快得多。在亿万年的历史长河中，从来没有像今天这样，地球被人类装饰得绚丽多彩；在无边无际的宇宙空间中，还没有发现像地球这样实现了生物与环境共同发展与进化的星球。然而，当前越来越多的事实正在为人类敲响警钟：过度砍伐森林导致地球吸收二氧化碳的能力越来越差，毁林造田、超载放牧造成水土流失日益严重，土地矿藏的过度开采导致资源枯竭，环境污染成为危害地球生物的新问题。所以我们作为地球上的公民，作为地球上最高等的物种，更应肩负起自己应该承担的责任，让地球更加和谐地可持续地发展，而不能急功近利，做违背自然规律的事，贻害子孙。

不同的人种

你知道吗？地球上不同地区的气候和地理条件不同，人种也有差别。根据肤色的不同来划分，现在地球上主要有四个人种：蒙古人种（黄色人种）、欧罗巴人种（白色人种）、尼格罗人种（黑色人种）和澳大利亚人种（棕色人种）。这四个人种其实是四个亚种，现在地球上所有人都是同一个物种。这是因为各个人种之间可以通婚，能产生健康而且有生育能力的后代，所以人是生物学上的一个物种。

现代的学者一般认为，仅仅根据肤色不同来区分人种是片面的，应该从肤色、毛发、眼睛、鼻部、唇部、指纹、耵聍、血型等多方面进行比较研究，再结合其他身体结构方面的特点来划分人种，才能得出相对准确的结论。

不过，现在为大家所熟知的还是根据肤色划分的四个人种。学者们一般认为，地球上的四个人种是由共同祖先进化来的。在旧石器时代晚期，他们的祖先迁徙到不同的环境中生活，由于适应不同的环境，出现了一些差别。例如，黑种人的祖先长期生活在赤道附近，黑色皮肤中黑色素多，黑色素可以吸收阳光中的紫外线，能保护皮肤不受烈日灼伤。黑种人拥有卷曲的头发，可以在头顶形成一个多孔隙的类似毡帽的覆盖物，起到隔绝阳光热量的作用。黑种人厚厚的嘴唇和短粗的鼻子有利于散热，适于在炎热的环境中生活。白种人的祖先生活在寒冷地区，他们拥有高而直的大鼻子，鼻黏膜面积增大，可以将吸入的冷空气变得温暖湿润。典型的黄种人的眼皮有蒙古褶，也就是使内眼角的上眼皮盖住下眼皮。这是由于黄种人的祖先生活在风沙较大的干旱地区。由于不同人种都经历了多次迁徙，各人种之间互相通婚，出现了一些中间类型。例如，在北亚、西亚的民族兼有黄种人和白种人的特征。还有的民族迁移到了和祖先栖息地气候条件完全不同的地区。例如，有的黑种人现在生活在密林里，接受日照的时间并不多，但皮肤仍然很黑，这可能是他们来到密林的时间并不太长的缘故。

人类的不同种族究竟哪个更优秀？现在的每一个人种都有一些比较原始的特征和比较进化的特征。例如，从人类进化的角度看，体毛是逐渐减少的。黄种人的体毛最少，白种人的体毛最多。从面部特征来看，在进化过程中面部的突出程度是减小的。现今，白种人的面部突出程度最小，黄种人最大。再看嘴唇的厚度，从进化角度看，人类的嘴唇应该越来越厚。现在，黑种人的嘴唇最厚，白种人最薄。从文化发展的角度看，不同地区、不同民族确实有差别，但每一种族都有一些国家、地区拥有灿烂辉煌的文化。所以现在的各个人种整体进化水平基本一致，谈不上孰优孰劣的问题。

人类的优生

你知道吗？据估计，人类的疾病约有 14 000 种，其中约 8 000 种是遗传病。在我国的新生儿中，平均每 150 人就有 1 人发生染色体畸变，平均每 696 人就有 1 人患唐氏综合征，平均每 1 000 人当中有 1 人为唇腭裂。这些疾病都是由遗传物质改变引起的遗传病。如果在胎儿期进行染色体筛查和基因检测，很多疾病可以预防。

优生学最早由英国科学家弗朗西斯·高尔顿在 1883 年提出。

习惯上将优生学分为正优生学和负优生学两类。前者主张多生优良的个体，后者主张少生不良的个体。到了 1950 年左右，优生学已经发展成为一门比较成熟的科学。据统计，染色体异常导致的遗传病有 300 多种，基因突变导致的遗传病有 2 000 多种。仅我国每年就有80 万～120 万先天畸形的孩子出生，我国仅唐氏综合征患者就超过 100 万人。所以，让每一个家庭都能生出健康的孩子，是优生学的主要研究目标。目前，进行遗传咨询和产前诊断是保证优生的主要措施，可以在很大程度上降低患病婴儿的出生率。

第九章　人类生物学的进步与争鸣

一、试管婴儿

你知道吗？试管婴儿是不是就是在试管里培育出的婴儿？培育试管婴儿有什么用途？

试管婴儿是指通过体外受精形成受精卵，再将受精卵在体外培育成早期胚胎，最后用胚胎移植方式使女性受孕而生出的婴儿。由于培育试管婴儿也需要经过精卵结合的受精过程，所以试管婴儿也是有性生殖的产物。只是形成婴儿的受精卵和早期胚胎是在试管中(体外)培育的，所以人们称之为试管婴儿。

人类第一个试管婴儿于1978年7月25日诞生在英国。她的母亲由于输卵管堵塞不能生育。医生与剑桥大学的生物学教授合作，成功地从婴儿母亲卵巢中的卵泡里取出卵细胞，并在试管里与婴儿父亲的精子完成受精；接着把受精卵放在盛有特殊营养液的试管中，保持和体温一样的温度，使受精卵发育到胚泡时期；再将胚泡移植到母亲的子宫内，完成胚胎发育过程，直至诞生一个健康的婴儿。因此，这项技术是治疗某些不孕症的好办法。中国第一个试管婴儿于1985年4月在台湾诞生；大陆的第一个试管婴儿于1988年3月在北京诞生。据不完全统计，从1978年到1988年，全世界出生了7 000多个试管婴儿。现在，试管婴儿技术已经相当成熟，一般的规模较大的医院都具备这项技术。

二、神奇的人工冬眠

你知道吗？很多动物都有冬眠的习性，能不能也让人进入冬眠状态呢？在探索遥远的外太空时，可能还没有到达目的地宇航员就已经衰老死亡了，如果能让他们进入休眠状态，到时候再唤醒他们，不就可以解决这个难题了吗！

冬眠是动物对寒冷、食物不足等不良外界环境条件的一种适应。在冬眠的时候，动物不吃不动，心跳缓慢，体温下降，处于昏睡状态。

不同动物的冬眠有一些共同的地方。它们都是在日照时间变短、环境温度降低、食物短缺的时候开始入眠。经过一段时间之后，冬眠动物的体温降低到与环境温度接近的时候，它们就会进入深眠状态。这个阶段一般长达数月之久。在深眠阶段，动物会躲在窝(洞)里不吃不动，呼吸次数减少，血液循环变慢，体温下降，消耗的营养物质减少。不同动物冬眠时的入眠情况不同。青蛙、蛇等变温动物的体温会随着环境温度变化。刺猬冬眠时可以236天不进食。蝙蝠冬眠的时候倒挂在洞里，心脏每分钟仅跳动五六下。熊冬眠的时候依然保持敏锐的听觉，如果外面有动静，它就会出来与对手进行搏斗。

等到体内储存的营养物质快要耗尽的时候，春天也到了，动物就会醒来外出觅食、活动，这就是出眠。

动物为什么能冬眠？科学家通过实验证明，在一些动物的血液中存在着一种能够诱发冬眠的物质。这是一种类似荷尔蒙的特殊蛋白质，被称为“冬眠激素”。

动物在冬眠过程中，由于体温降低，代谢变缓，能减少98%的代谢活动，以秋天储存的有限营养物质度过漫长的冬季，在这个过程中它们的生命相对延长了。科学家想到，能不能给人体引入动物冬眠的机制，让人在一定条件下进行冬眠，使一些患有现在无法治疗疾病的患者通过冬眠延长寿命，等到科学发展到可以治愈的时候再醒来呢？对于那些需要长时间手术的患者来说，能不能用冬眠的办法减轻手术带给患者的痛苦呢？对于脑部手术来说，如果大脑缺氧时间超过5分钟，就会导致脑死亡。如果采用人工冬眠的办法降低患者的代谢强度，就可以在缺氧情况下延长大脑的存活时间，为患者争得生存的机会。

现在，医学上已经开始了这方面的尝试。医生先把患者全身麻醉，再用冰块将其体温降到30摄氏度，此时患者代谢缓慢，耗氧量减少，对外界刺激的反应变迟钝，这表明患者已经进入“人工冬眠”的状态。这时再给患者进行手术，就可以降低手术的风险。

研究表明，患有癌症的动物在冬眠时，癌细胞生长极慢。因此，利用冬眠激素来配合治疗癌症，也许将是癌症患者的一大福音。对于现在无法治疗的癌症患者，可以尝试用长期冷冻的办法将他们保存起来，等科学发展到一定阶段之后再将他们解冻进行治疗。1967年，美国物理学家詹姆斯·贝德福得了癌症，在得知自己将不久于人世之后，他决定对自己实施人工冬眠。医生把他的身体用液氮迅速冷冻，长期保存在零下196摄氏度的冷库里。这是一个大胆的尝试。

在人类探索宇宙的过程中，由于星系与星系之间的距离太过遥远，按现在的技术来测算，从地球飞往远处的星球耗时过长。

因为飞行时间远远超过人类的寿命，还没到达目的地宇航员就衰老死去。如果能让宇航员处于冬眠状态进行星际飞行，到达目的地时再苏醒过来，星际探索也许就能实现了。

三、克隆人——我们的福音还是噩梦?

你知道吗? 我们每个人或多或少都有一些自恋情节，认为自己比较优秀。那么你想不想再培育出一个新的自我呢? 有这样想法的人也许没几个，但如果你面前真的出现了某个克隆人的时候，你会怎么对待他呢?

1902 年，德国植物学家科特利布·哈布兰特提出了植物细胞全能性的概念。植物细胞全能性是指植物的每一个体细胞都含有完成个体发育所需要的全套基因，每一个体细胞在离体条件下经过特殊的培养，都能发育成一个新个体。

1932 年，英国作家阿道司·赫胥黎在科幻小说《美丽新世界》中写道，当人类能用科技手段复制自己的时候，就是天下大乱的时候了。

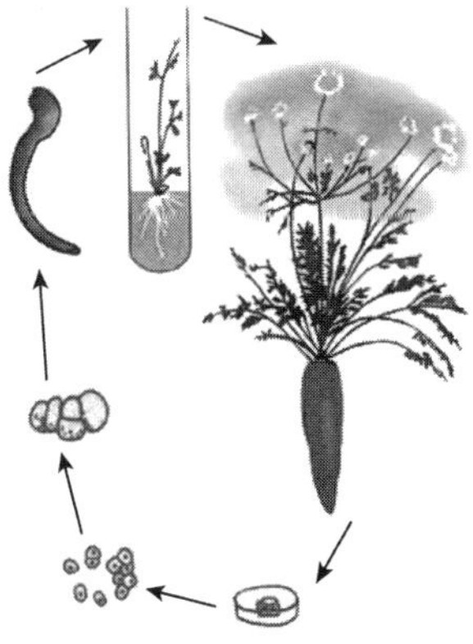

图 **9-1**　植物体细胞培养产生完整植株示意图

1958 年，美国科学家将胡萝卜韧皮部细胞培育成了完整的胡萝卜植株，证明了高等植物的体细胞确实具有全能性(图 9-1)。动物细胞有没有全能性呢? 科学家用青蛙、蝾螈的体细胞和胚胎细胞进行了多次实验，希望将它们培育成新个体，发现动物未分化的早期胚胎细胞经过培养可以得到新个体，而高度分化的体细胞则不能。这是由于这些体细胞只能培养成很多个细胞，而不能重新进行组织分化。所以有科学家认为，植物细胞的全能性较高，容易用体细胞得到新个体，动物体细胞的全能性较低，不容易培育出新个体。甚至有科学家认为，由于高等动物进化地位高，细胞分化特别显著，用它们的体细胞是绝对不能培育出新个体的。但是，更多的科学家则认为，动物细胞的分化程度高，培育出新个体比较困难，现在培育不了只是技术问题。

1981 年 1 月 6 日，美国的霍普博士和瑞士的伊尔门齐博士从灰色小鼠的胚胎细胞中取出细胞核，植入黑色小鼠的去核卵细胞，将这个重组细胞在试管中培育成早期胚胎，然后将早期胚胎植入白色母鼠的子宫孕育。最后，他们用这种方法让白色母鼠生出了三只灰色小鼠。他们的实验表明，哺乳动物的早期胚胎细胞核具有全能性。这个实验引起了很大轰动，科学家由此认为那些高度分化的体细胞核也应该具有全能性，只是当前的技术手段不高，还不能培育出新个体来。

1996 年的时候，英国科学家伊恩·维尔穆特等人将一只 6 岁母羊的乳腺细胞核取出来，植入另一只母羊的去核卵细胞。在经过试管培育之后，他们将这枚胚胎植入第三只母羊体内。1996 年 7 月，这只小羊诞生了，它就是轰动世界的克隆羊“多莉”。多莉的诞生证明了以前科学家的推测，即高等动物的高度分化的体细胞核也是有全能性的。

培育出多莉之后，科学家陆续培育出了克隆牛、猪、猫、马等克隆哺乳动物。有科学家预言，这些哺乳动物的克隆成功，标志着克隆人从技术上已经不存在很大的障碍了。但克隆人会带来很多伦理、社会方面的问题，于是克隆人的研究遭到了世界上绝大多数科学家的反对。但也有个别科学家继续从事这方面的研究。2002 年 12 月 27 日，法国科学家布里吉特·布瓦瑟利耶宣布，“世界上第一个克隆婴儿已经降生”。该消息未及证实，她又宣布了第二个克隆人诞生的消息。一时间，人们谈克隆人色变。克隆人和我们有什么不同？克隆人将给世界带来什么？下面我们来看看关于克隆人有哪些值得关注的问题。

1. 克隆人的 DNA 与被克隆者完全一致吗？克隆人和正常人有什么不同？

克隆人本质上是以无性生殖方式产生的。假如我们要克隆爱因斯坦，只需将爱因斯坦的体细胞核取出，移植到一个去核的卵细胞里，再将这个重组细胞进行体外培养，得到早期胚胎，之后将早期胚胎移植到一位女性的子宫里，让胚胎在她体内完成妊娠过程，直到分娩。克隆出来的婴儿的所有染色体基因都与爱因斯坦一模一样，这个孩子长大以后从长相到智商都和爱因斯坦几乎一样。

人的基因绝大多数都在细胞核里的染色体上，被称为核基因。还有少数基因在细胞质中的线粒体里，被称为细胞质基因。像前面举的例子，如果我们克隆了爱因斯坦，则克隆人的全部核基因与爱因斯坦的核基因相同，而细胞质基因则与提供去核卵细胞的女性相同。所以，克隆人的 DNA 与被克隆的个体不完全相同，但基本上是一样的。

正常人是由来自父方的精子和来自母方的卵细胞结合形成的受精卵发育而来的。精子含有来自父方的 23 条染色体，卵细胞含有来自母方的 23 条染色体。所以正常人体内的遗传物质一半来自父方，一半来自母方。这使正常人有的地方像父亲，有的地方像母亲。由于在减数分裂产生生殖细胞的时候会发生基因重组等变异，每个人的生殖细胞都有很多种类。假设每对染色体上只有一对等位基因，那么一个人的生殖细胞类型就是 2^{23} 种，一对夫妇的子代类型理论上有 2^{46} 种。实际上每对染色体上的基因远不止一对，那么理论上的后代类型数量就更大了。这样，人类通过有性生殖产生的后代就有非常大的变异性。除了同卵双胞胎，不论是父母与子女之间，还是亲兄弟、亲姐妹之间都有很大的遗传差异。而克隆人是通过无性生殖方式产生的，克隆人的遗传物质与被克隆者基本一致，与其他大量克隆个体同样没有差别。

2. 克隆人会拥有和正常人一样的健康吗?

克隆羊多莉是由一只 6 岁母羊提供的核基因。它在 2002 年 1 月被发现患有关节炎，后来又患了进行性肺病，最后因多种器官衰竭在 2002 年 2 月被实施了安乐死。从多莉身上，科学家发现了一个问题：正常情况下绵羊能活 11 到 12 年，老年绵羊肺部患病的情况比较普遍。多莉在死亡的时候只有 6 岁，如果它是一只正常的绵羊是不会患这种肺病的。可是多莉的年龄加上为它提供核基因的母羊的年龄刚好是 12 岁。这就解释了多莉为什么会出现早衰现象。那么，我们如果用人的体细胞进行克隆的话，是不是也会出现像多莉那样的早衰?如果这种现象真的存在，我们用一个 80 岁的人的体细胞进行克隆是不是就没有多大意义了?

进一步研究表明，目前克隆动物的技术还有明显的缺陷，所有克隆动物都存在着类似的问题。这说明我们还处于刚刚能够克隆动物的阶段，对于克隆动物产生的各种问题还不能解决，对克隆动物出现的各种症状还不知晓发病的机理。

而且克隆人从技术上来看更加困难。很多科学家都认为，克隆人有很大的概率会是畸胎，而且也可能会有各种各样的生理缺陷。国际社会反对者普遍认为，克隆人从技术上来说是不可靠的。目前克隆动物的实验表明，成功率只有2%，克隆人难度更高，成功率会更低、安全性更差。要从根本上解决这些问题还需要进行很多研究和实践。还有学者认为，基因多样性与有性生殖密切相关，而克隆恰恰是退回到无性生殖，一旦出现上百万克隆人，完全可能损害人类基因的多样性。而且，如果因为克隆制造出很多畸胎怪胎，也会影响科学的形象，科学应该让我们的生活变得更美好而不是更糟糕。

3. 克隆人会对我们的社会造成哪些冲击？

在生态层面，用克隆技术进行基因复制，会威胁基因多样性的保持。对原有的生物进化规律造成冲击，令生物演化出现逆向颠倒过程，这对生物生存极为不利。

在文化层面，克隆人是对自然生殖的替代和否定，打破了生物演化的自律性，带有典型的反自然性质。过去人类通过有性生殖产生的后代有父亲、母亲，克隆人却是对某个人的简单复制，那么他算是这个人的弟弟(妹妹)还是他的儿子(女儿)？所以克隆人与当今人们崇尚的天人合一、回归自然的基本文化趋向相悖。

在哲学层面，通过克隆技术实现人的自我复制和自我再现之后，可能导致人身心关系的紊乱。现在，我们每一个人都能自豪地说："我在这个世界上是唯一的，是独一无二的。"我们每一个人都是一个有鲜明特色与个性的个体。但克隆人就不会有这种想法，因为克隆人是别人的复制品，不具有唯一性。克隆对人的生理、心理都会造成巨大的冲击，人们会丧失自我及其唯一性特征。

从血缘关系上看，父母与子女之间有难以割舍的血缘关系，子女爱父母，父母爱子女，是一种天生具备的亲情。所以，血缘生育造就了当今社会最核心的结构和最重要的社会关系。克隆人只与一个人有关系，这比单亲家庭结构关系还要简单。那么，克隆人的教育问题怎么解决？现在单亲家庭子女教育问题备受关注，就是因为单亲家庭的情感培育问题难以解决。多数人的成长是在两性繁殖、双亲抚育的状态下完成的，人类已经利用这种繁殖方式在哺育后代和教育子女方面树立了很多规则，也形成了很多不须说明的默契。当克隆人出现的时候，这个社会该如何应对？

克隆人个人的身份和社会权利容易被侵害。我们在电影中看到，一个很有社会地位的人被实施了暗杀，所幸暗杀没有成功，他成功地通过装死骗过了暗杀他的人。后来，他历尽艰辛偷偷回到家里，却发现家里有一个和他一模一样的人，这才意识到这是个很大的阴谋，他已经被克隆了。如果这样的事情真的发生了是不是很可怕？还有，假如某个人有强烈的自恋情结，认为自己是世界上最优秀的人，就克隆了很多个自己。结果这些克隆后代因为身份、地位、财产有很多难以解决的问题，会给他本人带来无尽的烦恼。

有人认为克隆可以解决无法生育的问题。但如果一个人没有生育能力是由基因导致的，那克隆的下一代依然会没有生育能力。一个人的成长除了受基因影响之外，后天的环境条件和自身的努力同样重要。所以，即使我们克隆了爱因斯坦，虽然他可能会和爱因斯坦一样聪明，但由于现在的社会、家庭环境和爱因斯坦小时候已经大不相同了，所以这个克隆人不一定会和爱因斯坦一样是物理学家，取得像他那样成就的概率也非常低。因为我们这个世界上根本不缺爱因斯坦那样聪明的人，缺的是能对某一个问题进行深入思考与研究的人。还有，在获得克隆羊多莉的时候，用了 200 多个卵细胞才得到 13 个胚胎，最后只克隆出 1 个多莉。克隆人时产生的异常胚胎和有缺陷的克隆人怎么办？是不是也像克隆动物那样处理掉？这也是一个麻烦。因此，在目前的环境下，不仅是观念、制度，包括整个社会都不知道怎么来接纳克隆人。

当然我们不能因为存在这些争议就放弃克隆技术的研究，世界上每一项新理论和新技术问世的时候都有一定的争议。达尔文当年提出进化论的时候曾遭到无数人的反对，现在进化论已成为人们普遍接受的理论。蒸汽机问世的时候、瓦特对其进行改良的时候也曾遭到很多人的嘲笑和反对，但蒸汽机却最终引发了工业革命。需要明确知道的是，我们不赞成、不允许、不支持、不接受生殖性克隆人实验，但不反对克隆技术。

四、24 小时“清醒药丸”

你知道吗？爱睡觉的人常常抱怨说，他们本来不想睡，但实在太困了，如果有一种药物能够让人长时间保持清醒，他们情愿少睡一点。现在这种药物真的研究出来了，这对人类来说是好事还是坏事？

在很多战争故事中，对敌人发起进攻一般都选在晚上。因为晚上人都要睡觉，防范能力会显著降低。再趁着夜黑风高，不容易被敌人发现，进攻就很容易成功。

2006 年夏天，美国国防部资助的一项临床研究测试了一种名叫 CX717 的药物，模拟连续 4 夜的轮班工作，受测者在服用了这种药物之后，能够连续 20 小时保持头脑清醒，每天只需睡上 4 小时，就能一整天保持思维活跃的警醒状态。如果给前线士兵服用了这种药物，也许能大大提高他们的战斗力。很快，英国也发现，一种用于治疗嗜眠症的药物可以让人长时间保持清醒。这类药物可以避免难以抑制的瞌睡给敌人造成可乘之机。对年轻人来说，这种药可以让他们长时间充满激情地工作，或彻夜狂欢。

从事这项研究的科学家认为："凭借这种药物我们可以全天 24 小时不休息，这是在高等动物身上从未出现过的事情"。我们知道长期睡眠不足会影响健康，使人易患糖尿病、心脏病、肥胖症、癌症等疾病。对于一次性长时间不睡觉的危害还不太清楚。动物实验表明，老鼠在连续 17 天不睡觉后会一命呜呼。那么我们长时间不睡觉是不是也会对身体造成损害，这是大家非常担心的事。还有，从机理上说，"清醒药丸"只是阻断了一两种神经递质的传递而干扰了人的睡眠。研究表明，只有四至五个神经递质共同发挥作用，才能让人自然地保持清醒。所以，我们要真正地征服睡眠而没有副作用，还有很长的路要走。

五、人类具备再生能力

你知道吗？很多低等动物都可以不留疤痕地再生出新的肢体，但哺乳动物没有这种再生能力。面对意外伤害造成的人类肢体残缺，人们期望自己也能像壁虎一样拥有再生能力。这显然是一个很大的科学难题。

壁虎在遇到紧急情况时，尾巴会掉下来并不断摆动，以吸引敌害，而它自己则逃之夭夭。如果你买回的小宠物六角恐龙(学名墨西哥钝口螈)的一条腿掉了，不用太担心，用不了一个月，一条和以前一模一样的新腿就长出来了。

美国国家科学基金委员会 1987 年提出了组织工程学的概念。组织工程学又叫再生医学，是指利用生物活性物质，通过体外培养或构建的方法，再造或者修复器官及组织。

老鼠有 20 对染色体，人类有 23 对染色体，二者虽然染色体数目不同，碱基对数目和基因数目却很接近。通过对人类和老鼠的基因组比对，科学家发现人类和老鼠的基因相似度高达 85%，所以要实现人体的再生功能，不妨先在老鼠身上进行实验。如果这个实验成功了，人的组织器官再生问题也许就有希望解决了。

在实验过程中，科学家尝试移除或损坏老鼠的不同器官，如爪子、尾巴、耳朵等，再通过药物刺激让老鼠重新长出这些器官。

我国科学家曹谊林教授在 1996 年培育出了背上长人耳的裸鼠(图 9-2)，引起了科学界的轰动。这只老鼠浑身无毛，背上长着一只几乎与它躯干等长的人耳朵。这是怎么实现的呢？曹谊林教授先用一种高分子材料——聚羟基乙酸制成人耳的模型支架，然后让人体的软骨组织细胞在这个支架上增殖生长。一周之后，在老鼠的背上割开一个口子，将这个支架缝合上去。随着人软骨组织不断增生，聚羟基乙酸制成的模型支架慢慢被降解吸收，老鼠的皮肤也逐渐生长，包上了人体软骨组织，最后长成了我们看到的背着人耳的老鼠。所以，这个人耳内部的软骨组织是人体的，

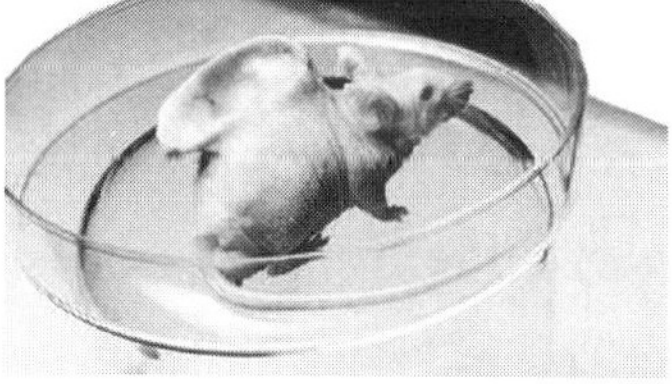

图 **9-2**　“人耳鼠”

皮肤则是老鼠的。

我们知道，高等动物都有强大的免疫系统，能识别自己、排除非己，老鼠的免疫系统怎么不排斥人体软骨组织呢？原来，科学家在实验过程中已经想办法抑制老鼠的免疫功能了，使这只老鼠丧失了免疫能力。所以，人耳鼠只能在无菌环境下饲养，不然它很快就会被各种病原体侵入而死亡。

人耳鼠的成功培育使人们看到了人体器官再生的希望。科学家指出，也许在不久的将来，人类就可以用人工培育的器官进行移植实验，这将使当前移植器官短缺的问题得到彻底解决。

也有很多人对这项研究表示了担心：如果有人觉得自己的哪个器官不好用了，可不可以砍掉换一个？如果这个愿望实现了，是不是就意味着人类可以长生不老？这样会不会打破自然界本来的生老病死规律？人口会不会更加膨胀？我们已经知道的是，在人类每掌握一项新技术后，都会对原有的自然规律造成冲击，而且技术越先进，造成的冲击越大。其实，技术是没有好坏之分的，人类只要合理善用技术，就能造福自身。